HEXAL-RATGEBER

W0191337

Angst

Angsterkrankungen
Behandlungsmöglichkeiten

*H.-U. Wittchen · M. Bullinger-Naber · M. Dorfmüller · I. Hand ·
S. Kasper · H. Katschnig · M. Linden · J. Margraf · H.J. Möller ·
D. Naber · W. Pöldinger · A. van de Roemer*

26 Abbildungen, 1995

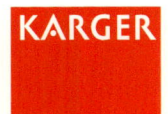

Basel · Freiburg · Paris · London · New York ·
New Delhi · Bangkok · Singapore · Tokyo · Sydney

Die Deutsche Bibliothek – CIP-Einheitsaufnahme
Hexal-Ratgeber Angst: Angsterkrankungen,
Behandlungsmöglichkeiten / H.-U. Wittchen ... – Basel;
Freiburg; Paris; London; New York; New Delhi; Bangkok;
Singapore; Tokyo; Sydney: Karger, 1995
ISBN 3-8055-6172-5

Inhalt

Vorwort

Liebe Leserin, lieber Leser,

Angsterkrankungen sind weitverbreitete Störungen. Beinahe 20% aller Menschen haben schon einmal im Verlauf ihres Lebens während längerer Zeit unter Angst gelitten. Viele Betroffene sprechen aber aus Scham, Unsicherheit und Unwissen nicht oder nur »versteckt« über ihre Angstprobleme und kommen deshalb oft erst in Behandlung, wenn bereits vielfältige Komplikationen aufgetreten sind. Dabei können Angsterkrankungen in der Regel gut behandelt werden – gerade wenn sie frühzeitig erkannt werden.

Diese Patientenbroschüre wurde von Ärzten und Psychologen geschrieben, die in der Diagnostik und in der Therapie von Angsterkrankungen langjährige Erfahrungen aufweisen. Wir wollen damit Betroffenen, aber auch ihren Angehörigen, einige grundlegende und sich auf dem neuesten Forschungsstand befindende Informationen über Angst im allgemeinen und Angsterkrankungen im besonderen vermitteln. Darüber hinaus informieren wir über die Diagnostik und über verschiedene Behandlungsmöglichkeiten – von der Selbsthilfe über die Psychotherapie bis hin zur medikamentösen Therapie.

Im Unterschied zu vielen anderen Büchern gibt Ihnen unser Ratgeber »Angst« Informationen, die sich auf die allgemeine Routineversorgung von Angsterkrankungen durch den Allgemeinarzt, Psychiater, Psychologen und Psychotherapeuten beziehen. Diese Regelversorgung wird zumeist über Ihren Krankenschein abgerechnet, bei Psychologen sind allerdings manchmal Sondervereinbarungen zu beachten. Sogenannte wissenschaftliche »Außenseiter«-Verfahren, wie sie von Heilpraktikern und anderen nicht an der Regelversorgung beteiligten Therapeuten unterschiedlichster Ausrichtung vertreten werden, bleiben bewußt unberücksichtigt.

Damit geben wir nicht nur »Hilfe zur Selbsthilfe«, sondern hoffen auch, Ihnen wenn notwendig ein erstes Gespräch mit Ihrem Arzt oder Psychologen über Ihre Probleme zu erleichtern. Noch einige Anmerkungen zum Gebrauch dieses Buches. Das Buch enthält drei Abschnitte und einen kleinen Anhang, der Ihnen in Form eines Fragebogens eine erste Selbstdiagnose ermöglichen soll.

Den ersten Teil – **»Was Sie allgemein über Angst wissen sollten!«** – sollten Sie **als erstes** sorgfältig durcharbeiten. Hier wird Ihnen Wissen vermittelt, das Ihnen helfen soll, eine neue Einstellung zur Angst und zu Ihren Angstproblemen aufzubauen. Der zweite Teil – **»Was Sie über Angsterkrankungen wissen sollten!«** – informiert Sie über die häufigsten Angsterkrankungen, wie man sie erkennt und unterscheidet. Im dritten Teil – **»Wie können Angststörungen behandelt werden?«** – informieren wir kurz über die verschiedenen Therapiemöglichkeiten.

Wir hoffen, daß Ihnen dieses Buch ein besseres Verständnis von Angst vermittelt und Ihnen gleichzeitig eine Hilfe zur Bewältigung Ihrer Angstprobleme ist.

Die Autoren

Was ist eigentlich Angst?

- Angst ist ein **normaler und notwendiger** Teil unseres Lebens, genauso wie z.B. Zorn und Freude
- Angst tritt in der Regel als Reaktion auf bedrohlich beurteilte Ereignisse auf (Alarmsignal)
- Angst äußert sich in unserem Verhalten, unseren Gedanken und Gefühlen sowie in unseren körperlichen Reaktionen
- Angstreaktionen können, was sowohl die Intensität als auch die Form betrifft, sehr unterschiedlich aussehen

Angst ist ein grundlegendes normales Gefühl, das bei jedem Menschen auftritt, genauso wie z.B. Zorn, Wut, Freude und Traurigkeit. Angst wird übrigens nicht nur beim Menschen beobachtet, sondern auch bei Tieren. Angst tritt zumeist in Situationen auf, die als bedrohlich, ungewiß und unkontrollierbar eingeschätzt werden. Angst wird zumeist als unangenehm erlebt, ist aber trotz der oft gleichzeitig ablaufenden körperlichen Veränderungen nicht gefährlich.

Angst ist eine natürliche und biologisch in unserem Organismus festgelegte Reaktionsform. Während bestimmter Phasen unserer Entwicklung treten Ängste normalerweise fast immer auf: z.B. die Angst der Kleinkinder vor Fremden (das sogenannte »Fremdeln«).

Angst hat viele Gesichter

Ängste und Angsterlebnisse begleiten uns in mannigfachen Gesichtern von der frühen Kindheit bis zum Lebensende. Körper,

1

- **Angst ist ein normales Gefühl**
- **Angst hat viele Gesichter**
- **Angst hat viele Gründe**

Seele und Geist stehen bei allen Angstreaktionen in untrennbarem Zusammenhang. Einige der grundlegenden Ängste, die alle Menschen teilen, sind die vor Krankheit, Schmerzen, Dunkelheit, Einsamkeit, Trennung und Verlust. Fast alle Menschen haben vermutlich schon einmal plötzliche Angst-Schreck-Reaktionen erlebt, z.B. in einer gefährlichen Situation im Straßenverkehr. Charakteristisch ist hier das plötzliche Auftreten von Angst mit starkem Herzklopfen, dem Gedanken, noch einmal davongekommen zu sein, und dem Gefühl, erst einmal aussteigen zu müssen, um wieder zur Ruhe zu kommen. Häufig sind auch Angstgefühle vor möglicherweise unangenehmen Situationen, z.B. die Angst, vor einer schwierigen Prüfung den Klassenraum zu betreten. Hier tritt die Angst länger und schon vor der eigentlichen Situation auf und ist eher durch die ängstlichen Befürchtungen gekennzeichnet, z.B. zu versagen. Viele Menschen sind auch – vor allem in schwierigen Lebenslagen – mit dem Gefühl von wochen- oder monatelang anhaltenden Sorgen und ängstlichen Befürchtungen vertraut, z.B., daß den Kindern etwas zugestoßen ist oder daß berufliche oder finanzielle Sorgen ausweglos erscheinen. Hier wechseln die Inhalte von Angst oft schnell, der Schlaf ist gestört, und vielfältige körperliche Beschwerden wie Herzrasen, Schweißausbrüche und körperliche Unruhe nehmen überhand. Wieder andere Menschen erleben häufig scheinbar unerklärliche und plötzlich auftretende panische Angst, die kaum auszuhalten ist.

Weniger bekannt ist, daß nicht nur bestimmte Umweltveränderungen, Belastungen und konkrete Situationen Angstreaktionen auslösen können, sondern auch Körperempfindungen selbst: z.B. die Beobachtung, nicht richtig durchatmen zu können, Erstickungsgefühle, Flimmern vor den Augen, Taubheits- und Kribbelgefühle.

Angst hat viele Gründe

An diesen Beispielen sehen wir, daß Angst nicht nur viele Gesichter hat, sondern auch viele verschiedene Gründe haben kann, z.B. gefährliche Situationen, belastende Lebensereignisse, Lebenskrisen und Sorgen. Ängste und Angsterkrankungen können aber auch im Zusammenhang mit körperlichen Erkrankungen auftreten. Als Beispiele seien hier die Angstbeschwerden bei einer Überfunktion der Schilddrüse oder bei einer Herzerkrankung genannt. Dies kommt zwar nur selten vor, dennoch sollten auch diese möglichen Ursachen von Angstbeschwerden bei einer ärztlichen Untersuchung immer abgeklärt werden. Sprechen Sie deshalb über Ihre Angstbeschwerden mit Ihrem Hausarzt!

Die meisten Situationen, in denen wir Angst verspüren, werden im Laufe unseres Lebens **erlernt**. Das heißt, daß bereits **ein** unangenehmes oder beängstigendes Erlebnis dazu führen kann, daß man von diesem Tag an ähnlichen Situationen aus dem Weg geht oder sie nur mit massiven Angstbeschwerden durchleiden kann.

3

Ein Beispiel hierzu:

▶ *Herr H. blieb im vergangenen Jahr – auf dem Weg zu seinem im 6. Stock gelegenen Büro – alleine im Aufzug stecken. Es handelt sich um eine kleine 5-Personen-Kabine aus den 50er Jahren. Er beschreibt:* »*Plötzlich gab es zwischen dem 2. und dem 3. Stock einen Ruck, das Licht ging aus, und die Kabine blieb stecken. Ich hielt mich erschreckt an der Rückwand fest und dachte mir, oh Gott, das muß gerade mir passieren. Als erstes fiel mir auf, daß die gewohnten Geräusche wegblieben. Dies empfand ich irgendwie als bedrohlich. Die Zeit schien plötzlich stehen geblieben zu sein. Meine Gedanken kreisten wahnsinnig schnell um Fragen wie: wann geht es weiter; wie lange dauert denn das; merkt denn überhaupt keiner, daß ich hier festsitze? Werde ich überhaupt wieder befreit? Dann nahm ich wieder die Dunkelheit wahr und dachte, daß möglicherweise keine Luft in den Aufzug kommt, und ich bekam plötzlich Angst zu ersticken. Ich hatte gleichzeitig das Gefühl, schlechter atmen zu können, mein Herz begann zu jagen, und es kam der Gedanke auf, ich könnte einen Herzanfall bekommen. Ich begann schrecklich zu schwitzen und merkte, daß meine Hände zitterten, und ich bekam weiche Knie. Es dauerte eine Ewigkeit.*« *Herr H. war tatsächlich – wie sich später herausstellte – aufgrund eines 90 Sekunden dauernden Stromausfalls nur kurz eingeschlossen. 90 Sekunden später funktionierten Licht und Ventilation wieder, und der Aufzug fuhr weiter. Im Anschluß an dieses Erlebnis stellte Herr H. fest, daß sich sein Verhältnis zum Aufzugfahren grundlegend geändert hat.* »*Ich reagiere jetzt schon von vornherein immer mit einer gewissen Aufgeregtheit oder mit Angst, wenn ich Aufzug fahren muß. Wenn ich morgens alleine vor dem Aufzug stehe, ist es besonders schlimm. Wenn andere dabei sind, geht es eigentlich ganz gut. Auch mit dem Aufzug zu meiner Wohnung ist es jetzt schon schwierig. Manchmal gehe ich vorsichtshalber auch zu Fuß.*«

Aus einem ehemals ganz unproblematischen, alltäglichen Vorgang ist also nun eine Situation entstanden, in der fast automatisch mit angstvollen Gedanken und Befürchtungen, Angstbeschwerden sowie ängstlicher Anspannung reagiert wird. Zudem hat sich die Angst auf ähnliche Situationen übertragen und führt dazu, daß Herr H. wenn möglich Aufzugfahren ganz vermeidet.

Wozu haben wir Angst?

Aber warum ist das so? Wozu haben wir überhaupt Angst, und wozu entwickeln wir diese Angstgefühle? Warum können wir uns offensichtlich manchmal kaum dagegen wehren?

Während unserer Entwicklungsgeschichte entwickelte sich die Angst als eine Reaktion mit hohem Überlebenswert. Als Menschen noch in der freien Natur lebten, war Angst lebensnotwendig als Vorbereitung auf Flucht oder Kampf. Ein gewisses Ausmaß an Angst ist auch heute noch als sogenannte **Alarmreaktion** und als **Alarmsignal** sinnvoll.

Angst ist sinnvoll und notwendig als automatische, also unbewußte, **schnelle »Alarmreaktion«.** Wenn beispielsweise beim Überqueren einer Straße plötzlich ein Auto laut hupend und mit großer Geschwindigkeit auf Sie zukommt, läßt Sie diese automatische Angstreaktion rasch zur Seite springen und rettet Ihnen so möglicherweise das Leben. Die typischen und oft extrem schnell eintretenden körperlichen Veränderungen, die mit Angst verbunden sind, dienen der **Vorbereitung des Körpers auf schnelles Handeln:** z.B., wie in der Abbildung 2 dargestellt, rasch wegzulaufen, wenn man einen möglicherweise lebensgefährdenden Fehler gemacht hat. Dabei erhöht sich unter anderem extrem

2

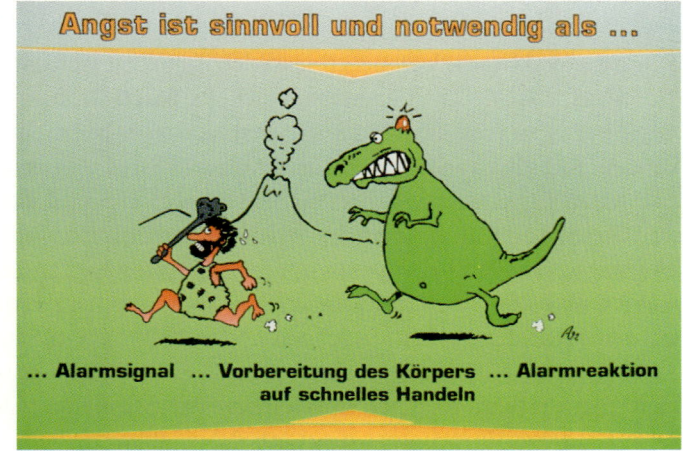

... **Alarmsignal** ... **Vorbereitung des Körpers** ... **Alarmreaktion** auf schnelles Handeln

schnell die Herztätigkeit, und die Muskeln werden angespannt, so daß man schnellstmöglich der Gefahr entkommen kann.

Ein weiterer wichtiger Nutzen der Angst besteht darin, daß sie ein **Alarmsignal** darstellt, das den Organismus warnt und die Aufmerksamkeit erhöht. Nähern wir uns gefährlichen Situationen, z.b. beim Bergsteigen, einer entscheidenden Prüfung oder beim Autofahren auf Glatteis, so sendet unser Körper Signale aus, die uns vor lebensgefährlichen Handlungen bewahren, z.b. klopft unser Herz schneller, und wir verhalten uns vorsichtiger und konzentrierter. Vor Prüfungen bewegt uns nicht zuletzt die Angst dazu, uns ausreichend vorzubereiten.

Wenn die Angst allerdings ein gewisses Ausmaß überschreitet, bringt sie mehr Nachteile als Vorteile mit sich. Überstarke Angst schränkt unser Denken und unser Verhalten ein und verringert beispielsweise die Konzentrationsfähigkeit. Darüber hinaus kann uns sehr große Angst in derartigen Situationen auch gefährden, da sie zu unüberlegten »panischen« Kurzschlußreaktionen führen kann.

Angst- und Streßreaktionen

Angstreaktionen lassen sich in vielen Aspekten gleichsetzen mit etwas, das wir im Alltagsleben auch als **Streß** kennen. Um Angst besser zu verstehen und erfolgversprechender behandeln zu können, ist es notwendig, auch auf den Begriff Streß einzugehen.

Jeden Tag erleben wir eine Vielzahl schwächerer und stärkerer Belastungen (Straßenverkehr, Ärger am Arbeitsplatz), in der Umgangssprache »Streß« genannt, die Streßreaktionen auslösen können. Wie aus Abbildung 3 ersichtlich, kommt es nach Eintreten einer Belastungssituation schnell und automatisch zu einem Anstieg vieler Körperreaktionen wie z.B. einer Erhöhung der Herzfrequenz und zu einer Anspannung der Muskulatur. Das Ausmaß dieses Erregungsanstiegs ist dabei abhängig von der

Intensität der Belastung, d.h. von unserer Einschätzung ihrer Bedrohlichkeit – also unseren Gedanken.

Starke Belastungssituationen führen in der Regel zu stärkeren Streßreaktionen, geringere Belastungen zu automatisch ablaufenden, schwachen Streßreaktionen, die wir oft überhaupt nicht bewußt wahrnehmen. Diese Erhöhung der Erregtheit dient vor allen Dingen der Vorbereitung des Körpers auf schnelles Handeln. Sobald also die Belastung nachgelassen hat oder deren Ursache bewältigt ist, fällt unsere Erregung langsam wieder ab. Wie Sie sehen, dauert dies bei starken Streßreaktionen eher länger, bei schwachen Streßreaktionen erfolgt die Rückkehr zum normalen Erregungsniveau sehr schnell.

Es ist nun wichtig zu erwähnen, daß Streßreaktionen meist nur kurz andauern und aufgrund der in unserem Körper angelegten Steuerungsvorgänge **automatisch und spontan** wieder heruntergeregelt werden. Streßreaktionen, ebenso wie Angstreaktionen, dauern also nie auf hohem Niveau »ewig« an, sondern fallen, selbst wenn wir nichts tun, nach kurzer Zeit wieder spontan ab.

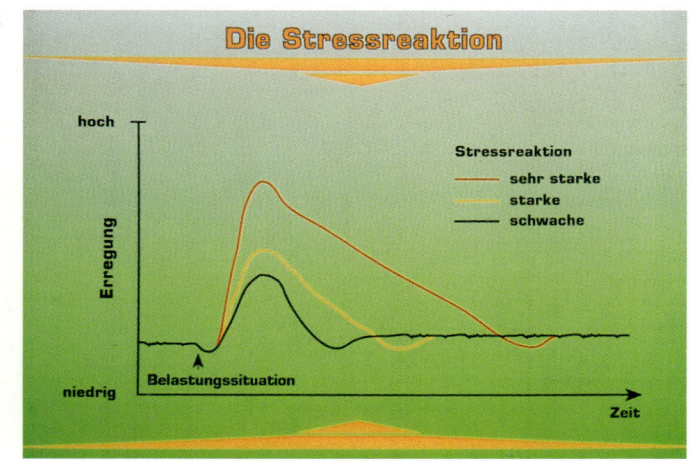

Jeder von uns erlebt fortwährend täglich unzählige kleinere und größere Belastungssituationen. Manche sind eher kurz, wie z.b. Schreckreaktionen beim Autofahren, und manche dauern eher länger an, z.b. wenn wir in großer ängstlicher Besorgnis auf eine möglicherweise schlechte Nachricht warten. Wichtig für unser Verständnis von Angst ist nun, daß wir erkennen, daß ein und dieselbe Belastung unterschiedlich stark erlebt werden kann. Abhängig vom jeweiligen Zustand des Organismus fallen dann die Streßreaktionen und deren Empfindung unterschiedlich stark aus.

Die Abbildung 4 zeigt drei verschieden ausgeprägte Belastungssituationen: starke, schwache und sehr starke. Im linken Teil des Bildes treten diese auf, wenn unser **Organismus und unsere Erregungslage insgesamt ausgeglichen** sind, wenn also die allgemeine Anspannung niedrig ist. Wir sehen, daß die ersten zwei Belastungssituationen zwar eine Erhöhung der Erregung verursachen, aber keineswegs unangenehmer Art, da die Schwelle zum Angsterleben nicht erreicht wird. Erst bei der dritten (star-

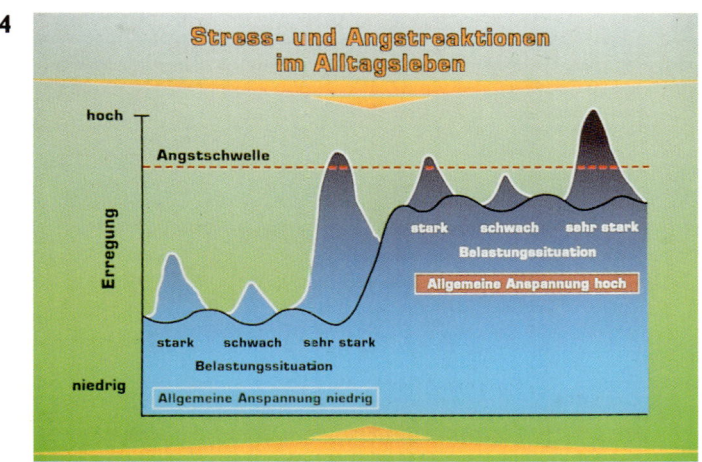

4

Stress- und Angstreaktionen im Alltagsleben

ken) Belastungssituation – denken Sie z.b. an eine Schreckreaktion beim Autofahren oder an das obenerwähnte Beispiel mit dem Aufzug – kommt es zu einem plötzlichen und so starken Anstieg der Erregung, daß wir dies als unangenehm oder gar als Angst erleben.

Wie Sie im rechten Teil der Abbildung 4 erkennen können, führen die gleichen Belastungssituationen an **Tagen mit allgemeiner hoher Anspannung** sehr viel leichter zu Angstreaktionen. An solchen Tagen können die gleichen mittel- oder leichtgradigen Belastungssituationen zu unangenehmer gedanklicher und körperlicher Erregung bis hin zur Angst führen.

Fassen wir zusammen: Sind wir ausgeglichen und befindet sich unser Organismus in einer niedrigen Anspannungssituation, z.b. nach einem erholsamen Urlaub, wird möglicherweise eine Belastungssituation eine schwächere Streßreaktion auslösen, die von uns leicht bewältigt werden kann. Bei hoher Anspannung werden wir hingegen bereits bei kleinen Ereignissen Ängste und Sorgen empfinden und uns überfordert fühlen. Möglich ist auch, daß unser Körper im Extremfall scheinbar unerklärlich, »von sich aus«, z.b. mit Herzrasen, Schwitzen, Übelkeit oder gar schwerer anfallartiger Panik reagiert.

■ Angst bei körperlichen Erkrankungen und Eingriffen

Eine besondere Form oft langandauernder Belastungssituationen, die mit Angst und Streß verbunden ist, sind körperliche Erkrankungen. Deren Bandbreite reicht dabei von schweren Zuckerkrankheiten (Diabetes) über Herzerkrankungen, Nierenerkrankungen, Unfallfolgen bis zu Krebs. Dabei können Angstgefühle und Erwartungsängste in allen Abschnitten ärztlicher Untersuchungs- und Behandlungsschritte auftreten:

● **Erwartungsangst bei der Diagnostik:** Ausgeprägte Erwartungsängste sind bei den meisten Menschen normale Reaktionen. Sie treten auf als Reaktion auf die Ungewißheit und Unsicherheit im Zusammenhang mit der Durchführung bestimmter diagnostischer Maßnahmen, mit denen das Vorliegen einer Krankheit gesichert wird, z.b. bei der ängstlich-gespannten Erwartung einer Diagnose oder beim Warten auf einen Befund bis hin zur Mitteilung der Notwendigkeit einer möglicherweise operativen Behandlung.

● **Ängste und Sorgen in der Therapie:** Tiefgreifender und einschneidender können diese Angstreaktionen werden, wenn es um eine kurz- oder langfristige medikamentöse oder gar operative Therapie geht. Aber auch hier sprechen wir von einer »realen«, d.h. normalen Angstreaktion, die für Sie ein Signal ist, eine aktive Auseinandersetzung mit der Krankheit zu beginnen. Insbesondere wenn es um Krebsbehandlungen wie z.B. die operative Behandlung von Tumoren oder die medikamentöse oder Strahlenbehandlung von Tochtergeschwülsten geht, treten oft besonders ausgeprägte Ängste und Sorgen vor bleibenden Schädigungen, Behinderungen, vor der Form zukünftiger Lebensführung bis hin zur Befürchtung, sterben zu müssen, auf. Verknüpft damit sind dann auch

Angst vor Verlust des Partners, seiner Liebe und Zuwendung, bis hin zum Verlust des Selbstwertgefühls oder Angst vor Vereinsamung. Auch dann, wenn die Erkrankung mit akuten oder chronischen Schmerzen verbunden ist, kommt es in der Regel anfangs zu ausgeprägter Hilflosigkeit und Angst vor den Schmerzen. Da ausgeprägtere Angst Schmerzempfindungen verstärken kann und umgekehrt Schmerz (Erwartungs-)Angst steigert, kann es so zu einem quälenden Teufelskreis kommen, aus dem die Betroffenen oft keinen Ausweg mehr zu finden glauben.

- **Angst vor Krankenhaus und Krankenhausatmosphäre:** Krankenhauseinweisungen bedeuten für uns alle einen mehr oder minder tiefen Einschnitt in die Lebensführung. Verunsicherungen kommen aus der unbekannten Krankenhausatmosphäre, den oft nicht nachvollziehbaren Abläufen auf der Station und der Konfrontation mit dem Leiden und Sterben der Mitpatienten. Auf diesem Boden der Verunsicherung »gedeihen« Ängste besonders gut. Sie werden durch die Durchführung von modernen, nicht durchschaubaren technischen Untersuchungsmethoden wie der Computertomographie, der Kernspintomographie, Herzkatheter-Untersuchungen und dergleichen leicht verstärkt. Laienhafte Fehlinformationen durch Zeitungen und Fernsehen, dramatisierende Schilderungen von Mitpatienten, aber auch die oft bedrohlichen und nicht immer einfühlsamen Aufklärungen von seiten des behandelnden Personals vermögen solche Ängste erheblich zu vertiefen. Dies gilt vor allem für intensivmedizinische Behandlungen nach schweren Unfällen oder Operationen. Über das, was dort passiert, ist in der Öffentlichkeit zumeist wenig sachliches Wissen vorhanden. Utopische Vorstellungen von der totalen Machbarkeit mischen sich mit bedrohlichen Schlagworten und Assoziationen von »unverantwortlichem Verlängern von Leiden«, »kalter Technik« und »Unmenschlichkeit«.

- **Angst vor den Folgen:** Schließlich ist auch auf die oft realistische Angst vor dauernden und möglicherweise sichtbaren »Entstellungen« hinzuweisen. Alle Menschen fürchten selbst kleinste Narben und Entstellungen, vor allem im Gesichtsbereich, an den Händen, Armen und im Oberkörperbereich. In besonderem Maße gilt dies für operative Eingriffe an der Brust oder gar deren teilweise oder vollständige Amputation sowie für Brandverletzte, bei denen die Haut als entscheidendes körperliches, seelisches und soziales Schutzorgen betroffen ist.

Die hier aufgeführte stufenweise Eskalation von Sorgen und Angst kann dazu führen, daß die Angstgefühle so überhandnehmen, daß unsere Aufnahme- und Verarbeitungsfähigkeit wie blockiert ist. Wir nehmen dann gutgemeinte Aufklärungsversuche nur noch teilweise wahr und konzentrieren uns mehr auf die negativen, bedrohlichen Aspekte als auf die Hoffnung vermittelnden positiven Inhalte. So werden leicht eigentlich reale Ängste und Erwartungsspannungen durch furchterregende Phantasien überlagert, und wir sehen nur noch die drohende Katastrophe. Die eigentlich normale Angst kann dann beispielsweise bei einer gut zu behandelnden Nachblutung nach einem operativen Eingriff bei einem Patienten zu einer überwältigenden Angst »vor Ausbluten und Sterben« werden.

Eine andere Folge kann bei immer wiederkehrenden Schmerzanfällen oder bei der wiederholten Erfahrung schmerzauslösender Behandlungsverfahren die Entwicklung eines »Teufelskreises von Angst und Schmerz« sein. Dabei wird sowohl das Schmerzerleben wie auch das Angsterleben immer quälender empfunden.

Es ist wichtig darauf hinzuweisen, daß ganz ähnliche Ängste auch für Angehörige und wesentliche Bezugspersonen gelten. Sie machen oft die gleichen Erfahrungen durch, wenn ein Angehöriger oder Partner von einer schweren Erkrankung oder einem schweren Unfall betroffen ist. Im Kapitel »Umgang mit Angst«

versuchen wir später in diesem Buch, etwas über die Bewältigung solcher Ängste zu vermitteln. Es sei nur jetzt schon darauf hingewiesen, daß ein passives Hinnehmen von Ängsten und Bedrohungserlebnissen weder die Angstgefühle noch die Gegebenheiten, die solche Empfindungen auslösen, löst oder entschärft. Verdrängen und Überspielen können allenfalls in bestimmten Situationen kurzfristig Erleichterung verschaffen.

Es geht entscheidend um Ihren aktiven Anteil im Umgang mit Ängsten, die Ihnen weder der Fachmann noch Verwandte noch Freunde abnehmen können. Aber Ihre Umwelt, d.h. Ihr Arzt, Partner, ein Familienangehöriger, kann menschliche, soziale und fachliche Hilfe anbieten, Ihre Ängste ernst nehmen, Sie begleiten, um die Angst auf ein erträgliches Maß zurückzuführen. In diesem Büchlein finden Sie dazu einige Hinweise.

■ Wie äußert sich Angst?

An den vorangegangenen Beispielen können Sie erkennen, daß Angst immer aus drei Komponenten besteht, die in der Abbildung 5 zusammengefaßt sind.

Angst besteht immer aus dem **körperlichen** Anteil, wie z.B. Herzrasen, Schwitzen und Verspannung der Muskeln, dem **gedanklichen und gefühlsmäßigen** Anteil, wie z.B. der Furcht davor, die Kontrolle zu verlieren, einen Herzanfall zu erleiden oder zu sterben, und drittens dem **Verhalten,** das Sie in einer solchen Situation zeigen. Sie wenden sich z.B. aus Angst ab, flüchten oder gehen den kritischen Situationen von vorneherein aus dem Weg.

Die drei Anteile treten jedoch nicht immer gleichzeitig und gleich intensiv auf. Manche Menschen nehmen eher die körperlichen Anteile wahr, andere Menschen eher die gedanklichen oder

5

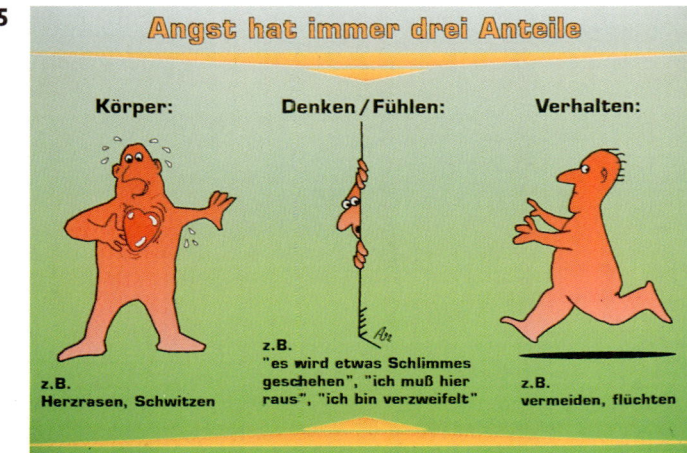

Angst hat immer drei Anteile

Körper:

z.B.
Herzrasen, Schwitzen

Denken / Fühlen:

z.B.
"es wird etwas Schlimmes geschehen", "ich muß hier raus", "ich bin verzweifelt"

Verhalten:

z.B.
vermeiden, flüchten

die Verhaltensanteile. Alle drei Anteile spielen jedoch eine Rolle sowohl bei der Entstehung als auch bei der Aufrechterhaltung von Angst.

Um nun herauszufinden, wie sich Angst bei Ihnen persönlich ausdrückt, möchten wir Sie bitten, sich kurz daran zu erinnern, wie Sie Angst empfinden. Denken Sie an eine Ihrer letzten Angstsituationen zurück. Vergegenwärtigen Sie sich so genau wie möglich alle körperlichen Empfindungen, Ihre Wahrnehmungen und Gedanken und wie Sie darauf reagiert haben.

Neben diesen drei Anteilen ist darüber hinaus entscheidend, in **welchen Situationen** Ihre Angstreaktionen zumeist auftreten.

Wenn Sie wollen, können Sie Ihre persönlichen Eindrücke hier niederschreiben:

Was passierte bei mir	Antwort
... körperlich?	
... gedanklich, gefühlsmäßig?	
... in bezug auf mein Verhalten?	
... und in welchen Situationen treten meine Angstreaktionen auf?	

▪ Was sind Angststörungen, und wie unterscheiden sie sich von normalen Ängsten?

- Angststörungen sind Erkrankungen, die man an bestimmten Symptomen erkennen kann
- Wir bezeichnen Angstzustände als Krankheit, wenn sie:
  - unangemessen, zu stark und zu häufig auftreten und lange anhalten
  - belasten und starkes Leiden verursachen
  - zur Vermeidung wichtiger Aktivitäten führen
- Bei allen Angststörungen können bestimmte Lebensereignisse, Streß und Überlastung – kurz- und langfristiger Art – eine entscheidende Rolle spielen
- Manche Angststörungen können langfristig zu Depressionen und zu Medikamenten- sowie Alkoholmißbrauch führen

Wir haben dargelegt, daß Angst an sich etwas Notwendiges und Sinnvolles ist. Angsterkrankungen sind danach in der Regel Übersteigerungen an sich normaler und biologisch festgelegter Reaktionen. Bei fast allen Formen von Angststörungen spielen Fehlsteuerungen bei der Angst-Streß-Reaktion eine entscheidende Rolle.

Denken Sie an das Beispiel von Herrn H., der im Aufzug steckengeblieben ist. Oft führt schon das einmalige Erleben einer derartigen vermeintlichen Gefahr dazu, schon vor dem Eintreten einer solchen Situation eine erhöhte Anspannung oder gar eine Erwartungsspannung zu entwickeln. Wann wird hieraus eine Angsterkrankung, und wie kann dies erklärt werden? Stellen Sie sich zunächst den Ablauf der Ereignisse bei Herrn H. anhand der Abbildung 6 vor.

16

► *Sie begeben sich zum Aufzug. Nachdem Sie den Knopf gedrückt haben, warten Sie auf den Aufzug. Der Aufzug kommt, und Sie betreten ihn. Während der Aufzug fährt, kommt es nun zum beschriebenen Stromausfall. Der Aufzug bleibt stecken, Licht und Ventilator gehen für 90 Sekunden aus. Erst dann fährt der Aufzug wieder weiter. Sie verlassen den Aufzug. Der untere blaue Teil der Anspannungskurve zeigt Ihnen, daß Sie beim ersten Mal keinerlei Erregungsanstieg verspüren, wenn Sie den Aufzug betreten. Erst als der Aufzug stockt und dann stehenbleibt, kommt es zu einem Anstieg der Streßreaktion, die allerdings, nachdem der Aufzug weiterfährt und damit die Situation gelöst ist, relativ schnell wieder abklingt.*

Beim nächsten Mal erleben Sie möglicherweise, wie Herr H., daß Sie bereits beim Warten auf den Aufzug Unruhe und Nervosität entwickeln. Sie erinnern sich an das Ereignis des Stromausfalls und die unangenehme Streßreaktion. Diese in der gelben Kurve wiedergegebene Erregung kann sich beim Betreten des Aufzugs steigern und legt sich erst, wenn Sie merken, daß der Aufzug ohne zu stocken und stekkenzubleiben fährt. Selbst wenn sich die Erregung im kritischen Bereich von unangenehmer Anspannung und Angstgefühl entwickelt, klingt sie doch noch während der Fahrt ab, so daß Sie beim Verlassen des Aufzugs keine Spannung mehr spüren.

Wiederholen wir diese Situation mehrfach, so würde innerhalb von kurzer Zeit die Angstreaktion verschwinden und Aufzugfahren wieder eine ganz normale Tätigkeit werden.

6

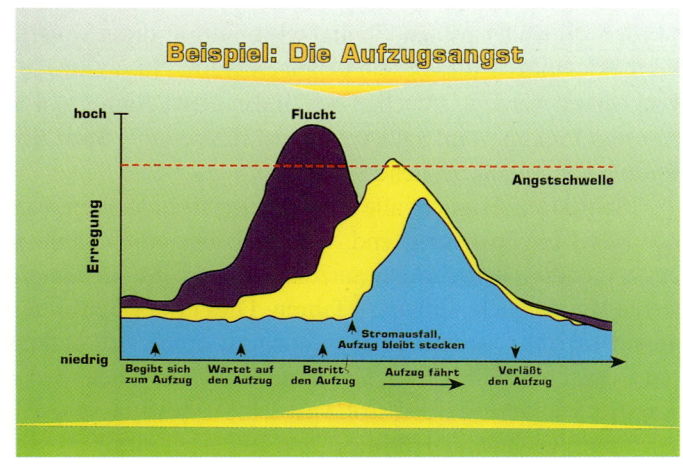

Erleben wir allerdings die Gedanken an solche Streßreaktionen und Situationen als zu unangenehm, gefährlich und belastend, werden wir dazu neigen, die Situation zu vermeiden. Dies ist in der braunen Kurve zu erkennen. Der Grund für die Vermeidung ist, daß die Erwartungsangst die Schwelle für eine stärkere Streß- und Angstreaktion automatisch anhebt. Über unsere Gedanken und Gefühle entwickeln wir schon bei der Vorstellung einer solchen Situation eine überstarke Streßreaktion, obwohl wir uns überhaupt noch nicht in einer gefährlichen Situation befinden.

Flucht und Vermeidung eines solchen Erlebens haben **kurzfristig** den angenehmen Effekt, daß es nicht mehr zu starken Angstreaktionen während des Aufenthaltes im Aufzug kommt. **Langfristig** jedoch machen wir auch nicht mehr die Erfahrung, daß Aufzugfahren ungefährlich ist.

Je länger wir also die Situation vermeiden – und je öfter wir bereits vor der eigentlichen Situation fliehen –, um so mehr steigert sich die Erwartungsspannung. Dies kann dazu führen, daß allein schon beim Gedanken an eine solche Situation massive Angstreaktionen auftreten.

Wann werden wir die Angstreaktion von Herrn H. als Krankheit bezeichnen? Um dies abzuklären, müßten wir Herrn H. zunächst ausführlich dazu befragen, ob seine Ängste im Aufzug unangemessen häufig und lange auftreten. Wenn dies der Fall ist, werden wir weiter prüfen, ob und wie häufig er diese Situationen vermeidet und ob dies in sein Leben eingreift. Nur wenn alle Fragen bejaht werden, sprechen wir im engeren Sinne von einer Angsterkrankung – im Falle von Herrn H. von einer **Spezifischen Phobie** vor Aufzügen (siehe S. 26/27).

Sollte Herr H. nicht alle diese Merkmale aufweisen, ist es in der Regel erfolgversprechend, Herrn H. über die Gefahr einer zunehmenden Vermeidung aufzuklären und ihn zu ermutigen, soviel wie möglich Aufzug zu fahren. Dies ermöglicht ihm, voraussichtlich ohne spezielle Behandlung, zu lernen, daß Aufzugfahren an sich ungefährlich ist. Das häufige tägliche Üben wird seine Angstreaktionen und insbesondere seine Erwartungsangst langsam zum Verschwinden bringen.

Dieses Beispiel zeigt Ihnen, daß wir Ängste als Krankheit bezeichnen, wenn sie

● unangemessen intensiv und häufig auftreten,
● zu lange andauern,
● mit einem Verlust der Kontrolle über Auftreten und Andauern verbunden sind,
● dazu führen, daß wir Angstsituationen aus dem Weg gehen, sie vermeiden,
● Einschränkungen im Leben verursachen,
● starkes Leiden verursachen.

Bei Vorliegen aller dieser Merkmale ist zumeist eine fachliche Beratung oder Therapie angezeigt.

Das Beispiel der Angst vor dem Aufzug beschreibt allerdings nur **eine** spezielle Form von Angsterkrankung, nämlich die **Spezifische Phobie**. Im nächsten Abschnitt wollen wir verschiedene Formen von Angststörungen genauer betrachten.

7

Angst wird zur Krankheit, wenn ...

... sie unangemessen stark ist

... sie zu häufig und zu lange auftritt

... man die Kontrolle verliert

... man Angstsituationen vermeiden muß

... man stark unter ihr leidet

■ Welche Angststörungen gibt es?

Abbildung 8 soll Ihnen noch einmal verdeutlichen, daß **alle** Menschen irgendwann in ihrem Leben vorübergehend unter Streß und Alltagsängsten leiden. **Viele** und möglicherweise sogar sehr viele **Menschen** erleben außerdem bei vorübergehenden Belastungen eine Mischung von Verstimmung, körperlichem Unwohlsein und Angstgefühlen, die jedoch zumeist mit Abklingen der Lebensbelastungen von alleine verschwinden. Hierzu gehören zumeist auch die eingangs besprochenen Ängste im Zusammenhang mit körperlichen Erkrankungen und Unfällen.

Angsterkrankungen, so wie sie in diesem Buch besprochen werden, treten – vorsichtig geschätzt – bei zirka 13% aller Jugendlichen und Erwachsenen auf. Über 10% aller Menschen leiden im Laufe ihres Lebens so stark, häufig und lang andauernd

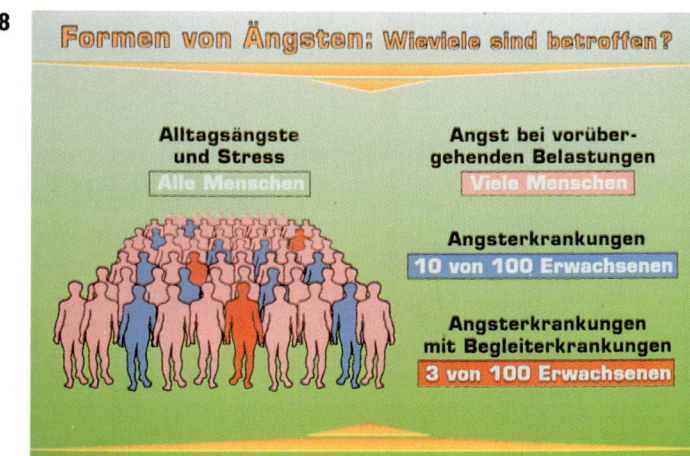

8

Formen von Ängsten: Wieviele sind betroffen?

Alltagsängste und Stress
Alle Menschen

Angst bei vorübergehenden Belastungen
Viele Menschen

Angsterkrankungen
10 von 100 Erwachsenen

Angsterkrankungen mit Begleiterkrankungen
3 von 100 Erwachsenen

unter Ängsten, daß es zu Vermeidungsverhalten, ausgeprägtem Leiden und deutlichen Einschränkungen im alltäglichen Leben kommt.

Wenn dieser Zustand über Jahre andauert, kann es bei manchen Menschen auch zu weitergehenden, schwerwiegenden Komplikationen und zu Begleiterkrankungen kommen: z.b. zu Medikamenten- oder Alkoholproblemen oder zu einer zusätzlichen depressiven Erkrankung. Dies ist ungefähr bei weiteren 3% aller Menschen der Fall. Die am häufigsten vorkommenden Angststörungen sind

- die Panikstörung,
- die Generalisierte Angststörung,
- die Agoraphobie (oder Platzangst),
- die Soziale Phobie
- und die Spezifische Phobie.

Im folgenden werden diese Angststörungen kurz beschrieben und zur Verdeutlichung jeweils ein Bild und einige Schlüsselmerkmale aufgeführt. Dies soll Ihnen im Sinne einer ersten »Selbstdiagnose« helfen zu erkennen, ob sie möglicherweise unter einer oder mehreren dieser Angsterkrankungen leiden. Genauer können Sie dies nochmals am Ende des Buches mit dem **Angstfragebogen** überprüfen.

Die Panikstörung ist an plötzlichen und unerwarteten Panikanfällen oder -attacken zu erkennen. Für die Attacken ist **auf den ersten Blick** kein eindeutiger Auslöser zu erkennen (Abb. 9). Die Attacken sind zumeist durch vielfältige körperliche Symptome gekennzeichnet, die sich innerhalb weniger Sekunden oder Minuten zu einem Höhepunkt steigern. Hierzu gehören z.B. Herzklopfen, Brustschmerz, Erstickungsanfälle und Schwindel. Oftmals haben die Betroffenen dabei auch die Angst zu sterben oder einen Herzanfall zu erleiden. Panikanfälle sind im Grunde mit einer sehr intensiven Schreck-Angst-Situation vergleichbar, abgesehen davon, daß kein vernünftiger Anlaß zu ermitteln ist, d.h. Panikanfälle treten »wie aus heiterem Himmel« plötzlich auf. Obwohl derartige

Panikanfälle oft nur Minuten dauern, gehören sie zu den Störungen, die unser Leben besonders stark beeinträchtigen können. Nach einer solchen Panikattacke suchen die Betroffenen oft sofort einen Arzt auf, um z.b. das Vorliegen einer Herzerkrankung auszuschließen. In der Regel finden sich aber auch bei sorgfältigster Diagnostik durch Arzt und Facharzt keinerlei körperliche Erkrankungen, die diese Angstattacken erklären. Das Fehlen einer eindeutigen körperlichen Ursache ist in der Regel für den Betroffenen keine Beruhigung. Da viele Ärzte die Diagnose Panikstörung und ihre Behandlung nicht kennen, bleiben die Mehrzahl aller Betroffenen zunächst über Monate und oft Jahre verunsichert zurück. In der Angst, eine weitere und nicht kontrollierbar erscheinende Panikattacke nochmals zu erleiden, entwickeln Betroffene oft sehr schnell eine schwere Erwartungsangst. Sie vermeiden dann alle möglichen Situationen, die als risikoreich erscheinen: z.B. Bus- und Autofahren, Einkäufe erledigen oder überhaupt alleine aus dem Haus zu gehen. Ihre einzige Hilfe besteht oft darin, daß sie Beruhigungsmittel von ihrem Arzt erhal-

9

Panikstörungen erkennt man an ...

... **Panikanfällen: plötzlich und unerwartet, kein eindeutiger Auslöser, keine Erklärung**

... **körperlichen Symptomen: Herzklopfen, Brustschmerz, Ersticken, Schwindel**

... **psychischen Symptomen: Furcht zu sterben, die Kontrolle zu verlieren, einen Herzanfall zu bekommen**

ten, die zumindest zeitweise eine Erleichterung bringen, das Problem als solches aber nicht lösen. Im Gegenteil erhöht sich sogar die Gefahr einer Chronifizierung bis hin zur Abhängigkeit von dem Medikament.

In solchen Fällen kann das soziale Leben, insbesondere das Familien- und das Berufsleben, erheblich belastet werden. Viele Betroffene werden auch aufgrund Ihrer Beeinträchtigung und der Belastung durch die Angst depressiv.

Die **Generalisierte Angststörung** beginnt im Gegensatz zur Panikstörung meist langsam (Abb. 10). Sie ist durch übertriebene, eigentlich unrealistische, andauernde Besorgnisse, Ängste und Befürchtungen in bezug auf vielfältige Aspekte des Lebens charakterisiert. Deshalb nennen wir sie auch generalisiert. Menschen, die von der generalisierten Angststörung betroffen sind, machen sich fast den ganzen Tag Angst und Sorgen darüber, ob möglicherweise dem Ehemann auf dem Weg zur Arbeit, den Kindern in der Schule oder Verwandten etwas zugestoßen sein könnte, obwohl eigentlich kein Anlaß dazu besteht. Im Zusam-

10

Generalisierte Angst erkennt man an ...

... **monatelang andauernden Ängsten, Sorgen und Befürchtungen**

... **körperlicher Unruhe, Schlafstörungen, Unfähigkeit, sich zu entspannen**

... **vielfältigen körperlichen Symptomen, wie Schwitzen, Herzrasen, Magenbeschwerden, Übelkeit, Erstickungsgefühle, Schwindel**

menhang damit treten viele seelische und körperliche Probleme auf: z.B. ängstliche Anspannung, körperliche Unruhe, die Unfähigkeit, sich zu entspannen, Schlafstörungen, Schwindel, Magenbeschwerden, Hitzewallungen, Ein- und Durchschlafstörungen sowie Reizbarkeit.

Menschen, die von dieser Störung betroffen sind, werden wegen ihrer vielgestaltigen körperlichen Symptome medizinisch oft nur mit Medikamenten zur Linderung von Schlafbeschwerden und Nervosität behandelt. Die eigentliche Grunderkrankung – die »Generalisierte Angststörung« – wird oft übersehen.

Beide Formen von Angststörungen – die Panikstörung und die Generalisierte Angststörung – sind keine seltenen Krankheiten. In Deutschland sind oder waren früher in ihrem Leben mehr als 2 Millionen Menschen davon betroffen. Frauen etwas häufiger als Männer. Früher wurden diese beiden Erkrankungen übrigens zusammengefaßt als Angstneurose bezeichnet – ein Begriff, der sich allerdings als nicht zutreffend und therapeutisch als wenig hilfreich erwiesen hat.

11

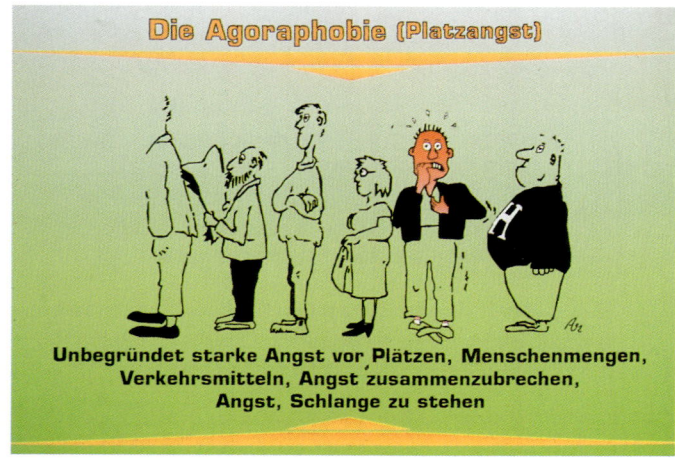

Die Agoraphobie (Platzangst)

Unbegründet starke Angst vor Plätzen, Menschenmengen, Verkehrsmitteln, Angst zusammenzubrechen, Angst, Schlange zu stehen

Die **Agoraphobie** (oder Platzangst) tritt auch häufig zusammen mit der Panikstörung auf. Der Begriff Agoraphobie schließt das ein, was man früher als »Platzangst«, also als Angst vor weiten offenen Plätzen, bezeichnet hat. Das Hauptmerkmal der Agoraphobie ist die Angst vor Situationen, in denen eine Flucht nur schwer möglich ist oder aber keine Hilfe verfügbar wäre. Typische Situationen sind z.b. die Angst vor Plätzen, Menschenmengen, dem Fahren in Verkehrsmitteln wie Bus oder Auto oder die Angst einzukaufen und Schlange zu stehen (Abb. 11).

Agoraphobien führen in der Regel erst im Laufe von Monaten und Jahren zu erheblichen Einschränkungen in der Lebensführung. So z.b. weil das Einkaufen nicht mehr möglich ist und viele Alltagsverrichtungen nur in Begleitung vorgenommen werden können. Viele Betroffene können nach einigen Jahren gar nicht mehr das Haus verlassen. Agoraphobien treten bei Frauen doppelt so häufig auf wie bei Männern. Ungefähr 5% der Bevölkerung leiden im Laufe ihres Lebens an einer Agoraphobie.

12

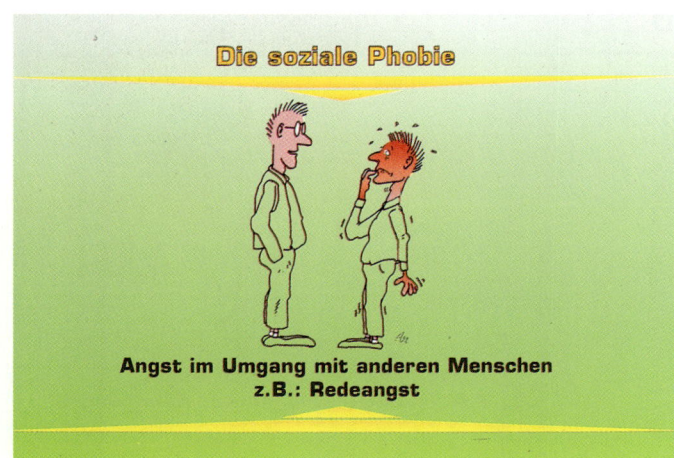

Die soziale Phobie

**Angst im Umgang mit anderen Menschen
z.B.: Redeangst**

Die **Soziale Phobie** umfaßt unangemessen starke Ängste vor sozialen Situationen wie (Abb. 12) sich in Gegenwart anderer zu äußern, vor anderen zu reden oder zu essen oder in anderer Weise im Mittelpunkt der Aufmerksamkeit anderer zu stehen. Andere typische Situationen schließen auch ein, mit anderen zu essen sowie zu schreiben, wenn jemand zusieht. Typischerweise beginnen Soziale Phobien bereits in der frühen Jugend schleichend und kaum merklich. Erste Anzeichen dieser Angststörung zeigen sich oft als ausgeprägte Schüchternheit oder Zurückhaltung. Zu gravierenderen beruflichen oder privaten Problemen kommt es in der Regel bei größeren Lebensveränderungen, wie z.B. nach einer Beförderung, wenn der oder die Betroffene plötzlich gezwungen ist, zu oder vor anderen Leuten zu sprechen. Oder bei neuen Partnerschaften oder Freundschaften, weil man nicht ins Kino oder Restaurant mitgehen kann.

Spezifische Phobien schließlich bezeichnen unangemessene und starke Ängste und Angstreaktionen, die sich nur auf bestimmte Tiere, z.B. Spinnen, und auf bestimmte Objekte und Si-

13

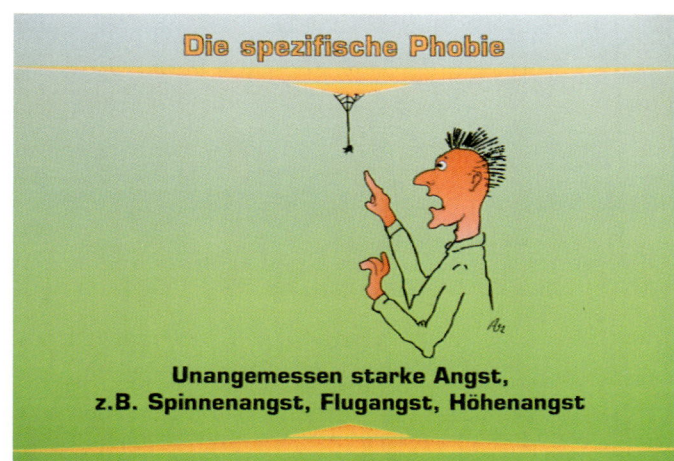

Unangemessen starke Angst, z.B. Spinnenangst, Flugangst, Höhenangst

tuationen beziehen, z.B. vor Höhen, Schwimmbad oder tiefen Gewässern, engen Räumen bzw. dem Gefühl des Eingeschlossenseins. Seltener sind starke Ängste vor Blut und Infektionen. Bei der Sozialen und bei der Spezifischen Phobie finden sich selten ausgeprägte Panikreaktionen. Vielmehr steht hier in der Regel die Vermeidung von Situationen im Vordergrund (Abb. 13). Auch die Spezifische Phobie beginnt in der Regel bereits in der frühen Jugend schleichend und entwickelt sich erst nach Monaten und Jahren zu einer schweren und das Leben beeinträchtigenden Störung.

Allen phobischen Störungen sind **mehrere Merkmale gemeinsam** (Abb. 14):

- die körperlichen Aspekte der Angst wie Zittern, Herzklopfen und Schwitzen in Erwartung oder beim tatsächlichen Eintreten der Situation bzw. bei der Gegenüberstellung mit dem befürchteten Objekt,
- die Vermeidung dieser oder ähnlicher Situationen sowie
- eine Beeinträchtigung des Alltagslebens durch die Angst und das Andauern der Störung über längere Zeit.

14

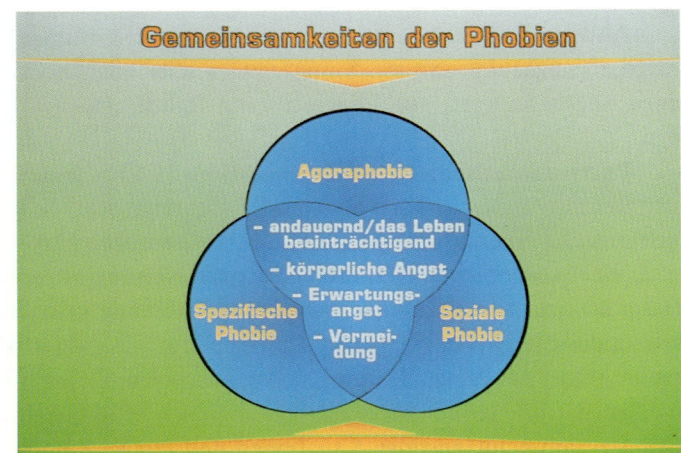

Auch Phobien sind weit verbreitet und sind keine seltene Erkrankung. Fast 5 Millionen Menschen in Deutschland sind derzeit oder waren in der Vergangenheit an einer Phobie erkrankt. **Achtung!** Gerade phobische Störungen werden oft übersehen und vom Betroffenen, aber auch von vielen Ärzten und den Angehörigen bagatellisiert. Dies gilt leider vor allem für die noch leicht erscheinenden Frühphasen der Erkrankung, bei denen oft durch wenige Übungen noch problemlos eine schlimmere Krankheitsentwicklung abgewendet werden kann. Fast alle Phobien beginnen schon in der Kindheit oder der Pubertät. Anfangs oft kaum merklich und schleichend, werden über Monate und Jahre immer mehr Lebensbereiche betroffen. Eltern und Freunde, aber auch Ärzte und Psychologen übersehen dies wegen der langsamen und kaum merklichen Weiterentwicklung so lange, bis es zu nicht mehr übersehbaren Defiziten und dem Vollbild der Erkrankung gekommen ist. Die Betroffenen selbst sprechen auch aus Scham, Verlegenheit und Nichtwissen nur selten spontan über ihre Angstgefühle. Beantworten Sie deshalb, besonders wenn Sie unsicher sind, offen die Fragen des Fragebogens im Anhang. Er hilft Ihnen, eine klare Entscheidung zu finden.

Andere Angststörungen. Neben diesen drei Gruppen von Angststörungen im engeren Sinne gibt es aber auch noch **andere** Angststörungen, auf die wir nur am Rande eingehen können.

Posttraumatische Belastungsreaktion: Hierbei handelt es sich um die Angst, die nach einem oder mehreren schrecklichen Erlebnissen (Trauma) über Monate oder Jahre zurückbleibt – z.B. nach einer körperlichen Gewalttat oder nach Naturkatastrophen. Hauptkennzeichen sind zum einen immerwährende Erinnerungen an das Ereignis in Form von Alpträumen sowie die fortwährende Angst, das Ereignis könnte sich wiederholen. Deshalb vermeiden Betroffene mit dieser Erkrankung nach Möglichkeit alle damit zusammenhängenden Situationen und Dinge. Zum anderen entwickeln Patienten mit dieser Störung nach dem Trauma häufig eine übertriebene Schreckneigung, Ein- und Durchschlafstörungen und Reizbarkeit und zeigen oft erhebliche Konzentrationsstörungen.

Anpassungsstörungen: Eine häufig »mildere« Form der Angsterkrankungen, die oft nur vorübergehender Natur ist, sind die sogenannten Anpassungsstörungen. Wie der Name sagt, stehen hier Ängste im Vordergrund, die mit einer überstarken emotionalen Reaktion auf veränderte Lebensumstände zu tun haben. Beispiele sind ein Umzug in eine veränderte Umwelt ohne die alten Freunde, Kontakte und gewohnten Lebensbezüge oder andauernde Sorgen und Ängste nach einer bedrohlichen Nachricht, z.b. nachdem man erfahren hat, an einer schweren körperlichen Erkrankung (z.b. Brustkrebs, Herzerkrankung) zu leiden.

Nochmals muß darauf hingewiesen werden, daß **Ängste** auch bei bestimmten **körperlichen Erkrankungen** vorkommen, z.b. als Zeichen für eine ernste Herzerkrankung sowie bei Schilddrüsenerkrankungen.

Auch bei sehr schweren Depressionen oder sogenannten Psychosen können in deren Verlauf einzelne Angstsymptome auftreten. Diese letztgenannten Erkrankungen – auch wenn sie sehr viel seltener als die Angststörungen im engeren Sinne sind – erfordern auf jeden Fall eine fachärztliche Abklärung.

Wie entstehen Angststörungen?

Viele von Ihnen haben sich vielleicht schon die Frage gestellt, warum gerade Sie persönlich an einer Angststörung erkrankt sind. Die verschiedenen Formen von Angststörungen können durchaus bei jeder Person auf verschiedenen Wegen entstehen, von denen hier nur einige genannt werden können (Abb. 15).

Manchmal lösen bestimmte Erfahrungen eine Angststörung aus. Denken Sie an die vorher erwähnte Aufzugsangst von Herrn H. Manchmal ist es auch ganz einfach der Umstand, daß man keine Gelegenheit hatte, bestimmte Verhaltensweisen richtig erlernen zu können: z.B. bei der sozialen Phobie sich durchzusetzen oder zu anderen Leuten zu sprechen – und dies, obwohl man gerade befördert wurde und beruflich darauf angewiesen wäre. In wieder anderen Fällen ist es die möglicherweise zum Teil ererbte Nei-

15

Wie kommt es zu Angststörungen?

Einige Antworten:

- **ich habe schlechte Erfahrungen gemacht**
- **ich habe es nie gelernt**
- **das habe ich von meinen Eltern**
- **Vererbung**
- **mit meinem Körper ist was nicht in Ordnung**
- **es wird mir alles zuviel**

gung, in einer bestimmten Weise zu reagieren, die darüber entscheidet, unter schwierigen Lebensbedingungen eine Angsterkrankung zu entwickeln. Denn wir wissen aus verschiedenen Studien, daß Angsterkrankungen gehäuft in Familien vorkommen. Das heißt, einerseits vermuten wir, daß bei der Entwicklung von Angststörungen biologische Faktoren, wie z.b. Vererbung, eine Rolle spielen. Andererseits scheint aber auch einem ängstlich-überbeschützenden Erziehungsstil eines oder beider Elternteile eine entscheidende Bedeutung zuzukommen. Ein übervorsichtiger Erziehungsstil verhindert oft, daß ein Kind neue Erfahrungen mit einem Zuwachs an Selbstwertgefühl und Selbstvertrauen macht. Auch »trainiert« man durch kleine wiederholte »Mutproben« im Alltagsleben die normale und selbstsichere Bewältigung von leichten Angstgefühlen. Dies kann vor der Entwicklung von Angststörungen schützen. Auch können körperliche Faktoren eine Rolle spielen; seltener sind dies körperliche Erkrankungen, wie z.b. Schilddrüsenerkrankungen. Häufiger sind es aber plötzliche oder lange anhaltende Belastungen – also Streß und Überarbeitung – die **zusammen mit den anderen Faktoren** zum Ausbruch führen. Es kann dann manchmal – wie bei einem Glas, das durch viele Tropfen voll wird und dann überläuft – zu Panikgefühlen oder scheinbar unerklärlicher Angst, Besorgnis und Unsicherheit kommen. Gerade in Situationen, in denen eigentlich »alles zuviel wird«, verhalten sich viele Menschen oft so, daß die Wahrscheinlichkeit, Angstbeschwerden zu entwickeln, besonders groß ist. In derartigen Streßsituationen schlafen sie oft schlecht oder weniger, trinken oft mehr Kaffee, treiben weniger Sport, und manche Leidensgenossen rauchen mehr als sonst.

Alle diese letztgenannten Aspekte stellen aber Risikofaktoren für den Ausbruch von Angstsymptomen dar. Sie können leicht die Schwelle zu einer Panikattacke oder anderen Angstbeschwerden herabsetzen und so den Anfangspunkt für eine Krankheitsentwicklung setzen.

Aber bedenken Sie immer, daß es unabhängig vom eigentlichen ersten Anlaß, der vielleicht der Anstoß zu Ihrer Angsterkrankung war, darauf ankommt, wie **Sie jetzt** mit der Angstproblematik umgehen.

Der Angstkreis

Angst wird immer dann zum Problem, wenn Sie in einen Teufelskreis von Erwartungsangst, Katastrophengedanken und der Beobachtung von körperlichen und anderen Angstmerkmalen kommen. Dies sei an der Abbildung 16 illustriert.

Sie sehen hier einen Kreis eingeteilt in »Wahrnehmung«, »Gedanken«, »Angst«, »körperliche Veränderungen« und »körperliche Symptome«. Die Angstsymptomatik kann an jeder Stelle in Gang gesetzt werden. Meist beginnt dies jedoch mit nur einer Komponente. Wir möchten Ihnen diesen »Angstkreis« anhand eines Angstanfalls erklären.

16

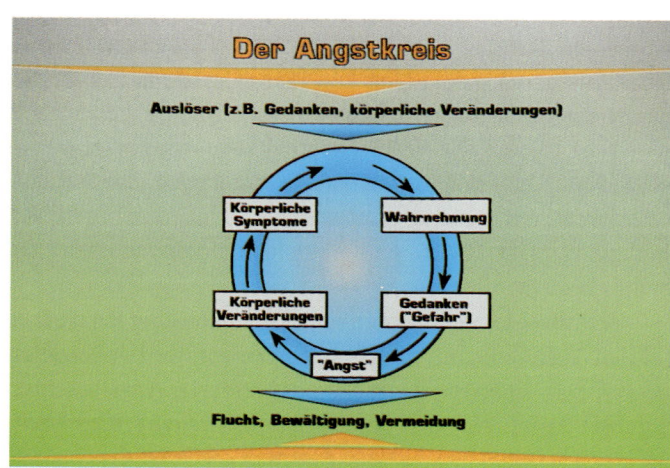

► *Stellen Sie sich einmal vor, Sie bemerken plötzlich, wie Ihr Herz schneller zu schlagen beginnt. Sie haben das Gefühl, Sie können nicht mehr richtig durchatmen. Sie haben keine Erklärung für diese Symptome, werden ängstlich und stellen sich vor, wie Sie nach Luft schnappen. Gleichzeitig denken Sie, Sie fallen jeden Moment in Ohnmacht. Sie nehmen hier also die körperlichen Symptome wahr und bewerten Sie als gefährlich, als Warnung vor etwas Schrecklichem, das bald geschehen könnte. Diese Vorstellung erzeugt Angst. Durch die Angst werden nun in Ihrem Körper weitere körperliche Veränderungen im Sinne der Streßreaktion ausgelöst und die körperlichen Symptome werden noch intensiver. Ihnen wird jetzt schwindlig und heiß. Sie fangen an zu schwitzen und haben das Gefühl zu schwanken. Ihre Gedanken fangen an zu rasen, und Sie fühlen sich verwirrt. Sie denken, Sie verlören den Verstand und würden vollständig die Kontrolle über sich verlieren. Ihr Herz schlägt noch schneller, und Sie spüren Schmerzen in der Brust. Sie nehmen die jetzt noch stärker gewordenen Symptome wahr und bewerten diese als erst recht gefährlich, da sie ja nun wirklich stärker geworden sind und Sie sich somit in Ihrer Befürchtung einer Gefahr bestätigt sehen. Das Ganze schaukelt sich also hoch. Sie werden noch ängstlicher und denken, dieses Gefühl wird nie vergehen, und niemand kann mir helfen, und dies bis hin zum Gefühl, sterben zu müssen, also der Vorstellung des schlimmstmöglichen Falles.*

Dieser Kreis macht deutlich, daß körperliche Symptome der Angst deutlich stärker werden, wenn man besonders auf sie achtet. Da Sie keine Erklärung für die Symptome haben, interpretieren Sie sie als gefährlich und werden ängstlich, und je ängstlicher Sie werden, um so stärker werden die Symptome.

Manche Menschen, die einmal einen starken Angstzustand wie z.B. eine Panikattacke erlebt haben, werden sehr empfindlich. Sie nehmen sehr viel schneller als früher selbst kleine körperliche Veränderungen wahr, und sie achten verstärkt auf diese Symptome. Dabei bewerten Sie zunehmend häufiger auch ganz normale körperliche Beschwerden als besonders gefährlich und setzen so diesen Teufelskreis in Gang.

Der Teufelskreis der Angst kann grundsätzlich von verschiedenen Faktoren ausgelöst werden: z.B. durch das Lesen eines Zeitungsartikels über Herzerkrankungen oder durch die Wahrnehmung von körperlichen Veränderungen und von vermeintlich bedrohlichen Situationen wie in unserem Beispiel mit der Angst vor dem Aufzugfahren.

33

Zwei kritische Gedanken

Die Abbildung 17 zeigt Ihnen noch einmal die Kurve, die Ihnen schon vom Beispiel mit der Angst vor dem Aufzugfahren bekannt ist, und Sie sehen noch einmal, daß es besonders zwei Dinge sind, die Angst zur Krankheit werden lassen:

1. die Erwartung, daß sich die Angst bis zur schlimmstmöglichen Katastrophe steigern wird, und
2. die Erwartung, daß die Angst ewig andauert und nie wieder verschwindet.

Beide Erwartungen sind falsch und treffen nie in dieser Form zu. Dies zeigt die untere Kurve. Selbst wenn Sie sich der gefürchteten Situation aussetzen, wird die Angst nur einen **kurzfristigen Höhepunkt** erreichen und dann wieder **spontan abklingen**.

Jeder Versuch, die zweifellos vorhandenen Angstempfindungen körperlicher und gedanklicher Art zu **unterdrücken,** sei es durch Ablenkung, Vermeidung oder Flucht, verstärkt allerdings letztendlich die Angstproblematik oder verlängert die Angstreak-

17

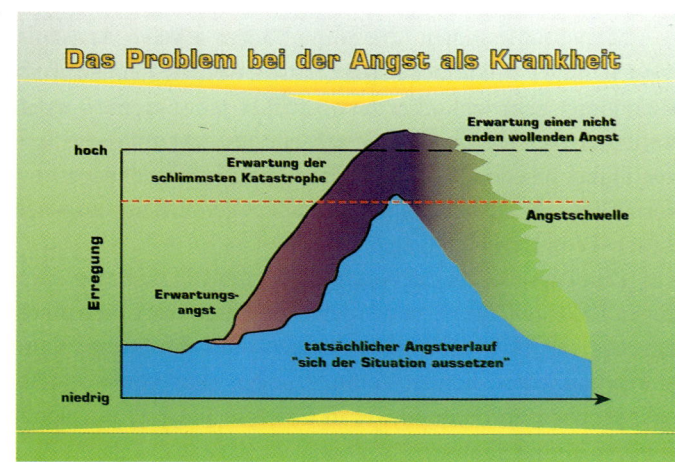

tion. Würde es uns gelingen, in dieser Situation die Angst ruhiger zu beobachten ohne zu flüchten, ohne sie zu vermeiden, würde sie schon nach kurzer Zeit von alleine verschwinden.

Erst der Versuch, die Angst zu unterdrücken, sie nicht mehr erleben zu wollen und zu vermeiden, macht also oft noch normale, Angst zu einem Problem und damit oft zu einer Krankheit.

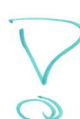

Was geschieht, wenn ich nichts unternehme?

Viele Menschen glauben, daß Ängste von alleine wieder verschwinden. Dies ist allerdings nur selten der Fall. Die Forschung zeigt, daß bei vielen Betroffenen die Ängste zwar oft für einige Zeit weniger belastend werden, dann allerdings wieder in massiverer Form zurückkommen. Warum dies so ist, zeigt die Abbildung 18.

Wenn uns eine Situation Angst macht, erscheint es zunächst nur natürlich, daß wir dies als unangenehm empfinden und versuchen, ihr aus dem Weg zu gehen, sie also zu vermeiden. Mit der Vermeidung kann aber der Teufelskreis der Angstentwicklung in Gang kommen. Es besteht dann einerseits die Gefahr, daß die Vermeidung sich ausweitet und mehr und mehr Lebensbereiche

18

Was passiert, wenn ich nichts gegen die Angst unternehme?

Der Kreis von Angst und Vermeidung

- ich vermeide mehr und mehr
- ich fühle mich hilflos
- es beeinträchtigt zunehmend Partnerschaft, Beruf und Freizeit
- Alkohol-/Medikamentenmißbrauch
- Traurigkeit, Verstimmung, Depression

betrifft. Andererseits machen wir auch nicht mehr die Erfahrung des Ungefährlichen und somit verringert sich die Wahrscheinlichkeit, wieder gesund zu werden.

Erinnern Sie sich an unser Beispiel mit dem Aufzug und an den Hinweis, daß selbst einmalige Erfahrungen zu Vermeidungsverhalten führen können. Die Angst könnte sich auf ähnliche Situationen wie z.B. auf Fahrten mit der U-Bahn ausdehnen, weil man befürchtet, auch hier könnten sich z.b. aufgrund eines Stromausfalls die Türen nicht mehr öffnen. Man fühlt sich zunehmend hilflos. In der Folge können auch das **Berufsleben und der Freizeitbereich** durch die Vermeidung **beeinträchtigt** sein, z.B. weil man nicht mehr mit dem Zug zur Arbeit fahren, Einkäufe erledigen, oder nicht mehr verreisen kann.

Ein zweites Risiko besteht darin, daß man in der Verzweiflung über sein Angstproblem zu Hilfsmitteln greift wie Alkohol, Baldriantropfen oder beruhigenden Medikamenten. Dadurch entsteht jedoch die Gefahr, eine **Abhängigkeit** von diesen Stoffen zu entwickeln, die wieder neue Probleme mit sich bringt.

Weiterhin können sich einzelne Ängste so ausweiten, daß sich im Laufe der Zeit mehrere Angststörungen entwickeln. So kann unter ungünstigen Umständen eine spezifische Phobie durch eine Agoraphobie, durch eine soziale Angst oder durch eine generalisierte Angst kompliziert werden.

Manche Betroffene nehmen auch eine falsche »Schonhaltung« ein und schränken aus der Befürchtung heraus, Angstbeschwerden zu entwickeln, körperliche Aktivitäten wie Treppensteigen und Sport ein. Dies ist keinesfalls zu empfehlen, da gerade Ihre **körperliche Fitness** vor Angstbeschwerden schützen kann. Denn gerade die Erfahrung körperlicher Anstrengung, sei es durch Sport oder nur Treppensteigen, mit all ihren körperlichen Aspekten wie Schwitzen, Herzklopfen und leichte Atemnot, kann hilfreich sein. Denn diese Merkmale können uns helfen, eine »normale« Einstellung gegenüber den körperlichen Anteilen der Angst zu entwickeln.

Das gleiche gilt für schwere Angstgefühle im Zusammenhang mit körperlichen Erkrankungen. Passivität, »Nicht-drandenken-Wollen« und ähnliche Vermeidungsstrategien bringen zwar kurzfristig eine scheinbare Entlastung, langfristig besteht aber die Gefahr der Verfestigung der Angst als Angsterkrankung. Besser ist es, wenn wir unsere katastrophierenden Gedanken und Gefühle aussprechen und uns durch Beratung, Aufklärung und Information um eine realistischere Einstellung bemühen.

Eine wichtige und leider nicht seltene Komplikation kann in der Entwicklung einer **Depression** bestehen. Aus der neueren Forschung wissen wir heute sogar, daß eine Angststörung als der wichtigste Risikofaktor für eine spätere Depression anzusehen ist. Mehr als 40% aller langwierigen, d.h. über Jahre andauernden Angststörungen münden in eine zusätzliche depressive Erkrankung ein.

Gelegentliche Gefühle der Traurigkeit gehören zum alltäglichen Leben. Wenn Menschen besonders stark ausgeprägte Gefühle von Traurigkeit, Interessenlosigkeit und Verzweiflung zeigen und diese über mehrere Wochen lang unverändert anhalten, bezeichnen wir diese Menschen als depressiv. Depressive Gefühle werden häufig durch eine Lebenskrise wie den Tod eines geliebten Menschen, Scheidung, aber auch durch langandauernde Angstprobleme ausgelöst. Dies wird vor allem bei Panikstörungen, bei der Agoraphobie und bei der generalisierten Angststörung beobachtet. Wenn die depressive Verstimmung eine normale Lebensführung über Wochen hinweg nicht mehr zuläßt und zusätzliche Beschwerden wie Appetitverlust, Schlafstörungen und Wertlosigkeitsgefühle überhand nehmen, liegt möglicherweise eine depressive Störung vor.

Eine depressive Störung ist eine Erkrankung, die die Lebensperspektive eines Menschen und sein Alltagsleben nachhaltig beeinträchtigt. Menschen mit einer depressiven Störung fühlen sich traurig, müde und interesselos. Sie schlafen schlechter, haben

weniger Appetit, können sich nicht mehr konzentrieren und fühlen sich wertlos. Dinge, die sie einst gerne verrichteten, sind nicht
mehr von Interesse. Eine depressive Störung kann sich auch verschlimmern oder gar chronisch werden. Wird sie nicht behandelt,
kann sie bei manchen Menschen auch über mehrere Jahre anhalten. Sie kann mehrmals während eines Lebens wieder auftreten und sogar zum Selbstmord führen.

Wenn Sie bemerken, daß Ihre Angstprobleme zusammen mit
derartigen depressiven Symptomen über längere Zeit auftreten,
sollten Sie unbedingt mit Ihrem Arzt oder einem Psychotherapeuten Kontakt aufnehmen. Sowohl die Angst als auch die Depression können erfolgreich mit Medikamenten, Psychotherapie oder
beidem kombiniert behandelt werden.

Auch der »Ratgeber Depression« (Hinweis am Ende dieses
Buches) kann Ihnen eine erste Hilfe sein.

▮ Wie können Sie sich selbst helfen?

Zur Behandlung von Angststörungen stehen viele verschiedene Möglichkeiten, von der Selbsthilfe bis hin zu einer fachärztlichen Behandlung, zur Verfügung. Da Diagnostik und Therapie von Angsterkrankungen oft kompliziert sind, kommt es oft vor, daß aus verschiedenen Gründen der erste oder zweite Therapieversuch noch keine durchgreifende Besserung bringt. Verlieren Sie in solchen Fällen nicht den Mut! Bedenken Sie, daß es verschiedene Wege gibt, um eine Besserung zu erreichen. Im Falle von erfolglosen Vorbehandlungen ist es besonders wichtig, Ihrem Arzt oder Psychotherapeuten möglichst umfassend über die Vorbehandlungen zu berichten, damit er die Gründe für die Fehlschläge herausfinden und einen Neuanfang machen kann. Unterstützen Sie ihn und helfen Sie ihm in solchen

19

Behandlungsmöglichkeiten:

Was kann ich gegen die Angst tun?

1. Befolgen der goldenen Angstregeln
2. Beratung
3. Therapie
   a) Verhaltens-/Psychotherapie
   b) Medikamente
   c) Kombinationen

Fällen, indem Sie möglichst alle Vorbefunde zum ersten Therapiegespräch mitbringen. Hilfreich ist es auch, in schriftlicher Form Ihre Leidensgeschichte niederzuschreiben, so daß Sie im Gespräch mit Ihrem Arzt und Therapeuten den »roten Faden« nicht verlieren.

Angststörungen müssen nicht grundsätzlich mit Medikamenten oder mit Verhaltens- oder Psychotherapie behandelt werden. Oft stellen schon eine sachgerechte Aufklärung – wie dieses Buch – und scheinbar geringfügige Hilfestellungen und Ermutigungen, sich den Angstsituationen auszusetzen, den ersten und besten Weg zur Besserung dar.

Hauptziel bei allen Therapieverfahren ist, daß Sie lernen, Ihre Angst mit verschiedenen Hilfsmitteln in den Griff zu bekommen, d.h. diese zu **bewältigen**. Erinnern Sie sich daran, daß eine Angststörung **eine übersteigerte, aber an sich normale biologische Reaktion** ist. Es kommt also darauf an, den beschriebenen »Teufelskreis der Angst« zu durchbrechen und zu verhindern, daß es zu noch mehr »Angst vor der Angst«, noch mehr Vermeidung und »sich herumdrücken« kommt, die letztlich in weitergehende soziale und psychische Probleme einmünden. Dies ist allerdings leichter gesagt als getan. Was können Sie selbst nun konkret unternehmen?

Goldene Regeln

Es gibt einige Regeln, die Sie selbst – ganz unabhängig von Behandlungsverfahren – bei der Bewältigung Ihrer Angst anwenden können. Das folgende Merkblatt enthält zehn Schlüsselsätze, die sich im Umgang mit Angstsituationen bewährt haben. Manche Betroffene empfinden diese Merksätze als so hilfreich, daß Sie sie immer mit sich führen. Deshalb finden Sie diese Regeln am Ende des Buches nochmals im Anhang zum Austrennen aufgeführt.

▶ Merkblatt »Bewältigung der Angst«

1. Angstgefühle und dabei auftretende körperliche Symptome sind verstärkte **normale** Streßreaktionen
2. Angstreaktionen sind nicht schädlich für die Gesundheit
3. Verstärken Sie Angstreaktionen nicht durch furchterregende Phantasievorstellungen
4. Bleiben Sie in der Realität; beobachten und beschreiben Sie innerlich, was um Sie herum **wirklich** geschieht
5. Bleiben Sie in der Situation, bis die Angst vorübergeht
6. Beobachten Sie, wie die Angst von alleine wieder abnimmt
7. Vermeiden Sie keine Angstsituationen!
8. Setzen Sie sich allen Situationen aus, die Ihnen Angst machen
9. Seien Sie stolz auf kleine Erfolge, auch die ganz kleinen!
10. Nehmen Sie sich in Angstsituationen Zeit

Das Merkblatt erinnert Sie daran, daß Sie zur Bewältigung Ihrer Angst

1. Ihre Erwartungsangst möglichst herabsetzen sollten, um so die Schwelle für eine Angstreaktion zu senken;
2. sich der Situation bewußt und lange genug aussetzen sollten;
3. wiederholt die Erfahrung machen, daß die Angst nicht zur Katastrophe wird;
4. beobachten, daß die Angsterregung nicht fortwährend ansteigt und ewig andauert, sondern von alleine wieder abnimmt (Abb. 20).

Wichtig ist, daß Sie sich immer wieder sagen, daß Ihnen nichts Schlimmes passieren kann, auch wenn Sie in der Angst intensive Körperreaktionen verspüren. Denken Sie an die eingangs besprochene Streßkurve! D.h., Ihre Angstempfindungen werden um so stärker und länger andauern, je mehr Sie versuchen, sie zu vermeiden und zu unterdrücken. Im schlimmsten Fall wird es zu einem kurzen Höhepunkt der Angst kommen – dann aber wieder zu einem Abfall. Auch der Ihnen schlimmstmögliche Angstanfall ist letztendlich vollkommen ungefährlich! Je häufiger Sie sich der Angst bewußt stellen – Ihre Empfindungen dabei bewußt wahrnehmen, vielleicht sogar laut aussprechen –, um so schneller und nachhaltiger werden diese Gefühle verschwinden. Wenn Sie die Angst bewältigen wollen, dann vermeiden Sie sie nicht, laufen Sie nicht davon, sondern setzen Sie sich der Angst aus! Das Sichaussetzen kann, wenn notwendig, auch schrittweise geschehen. Das heißt, daß Sie mit leichteren Situationen beginnen und dann zu schwereren Aufgaben übergehen. Dies ist übrigens auch in anderen Bereichen unseres Lebens der erfolgreichste Weg in allen Situationen, in denen etwas Neues gelernt werden soll, also auch bei der Angstbewältigung.

Sie werden sicherlich die Erfahrung machen, daß auch Ihr Selbstwertgefühl steigt, wenn Sie in dieser Weise gegen Ihre Angst angehen.

20

Um die Angst zu bewältigen

- muß ich die Erwartungsangst herabsetzen (z.B. Entspannung, Medikamente)
- muß ich mich der Situation bewußt und lange genug aussetzen
- muß ich wiederholt die Erfahrung machen, daß die Angst nicht zur Katastrophe wird
- muß ich beobachten, daß die Angsterregung nicht fortwährend ansteigt, sondern von alleine wieder abnimmt

Zusätzliche Hilfen

Beim Versuch, sich selbst zu helfen, kann es notwendig sein, zur Unterstützung **zusätzliche Hilfen** einzusetzen.

- **Erlernen von Entspannungsverfahren:** Um Ihre Erwartungsangst herabzusetzen und Ihr allgemeines Erregungsniveau zu senken, so daß die Schwelle für Angstempfindungen vermindert wird, haben sich Entspannungsverfahren bewährt, z.B. die progressive Muskelentspannung oder das autogene Training. Diese Verfahren sind besonders erfolgversprechend bei der generalisierten Angst und wenn Ihre Angstproblematik mit streßreichen Lebensbelastungen verbunden ist. Beide Verfahren können Sie selbst durch Bücher und Kassetten lernen oder aber durch die Teilnahme an Kursen, die Ärzte, Psychologen oder Volkshochschulen anbieten.

- **Verschreibung von Medikamenten:** Um die Erwartungsangst und das allgemeine Erregungsniveau herabzusetzen, hat sich auch die kurzfristige Verschreibung von Medikamenten durch Ihren Hausarzt bewährt. Die Verschreibung sollte allerdings immer nur kurzfristig erfolgen, also für Tage bis zu einigen Wochen. Die beruhigenden Medikamente sollten immer nur zur Erleichterung der Angstbewältigung eingesetzt werden. Wenn Sie die Erfahrung machen, daß diese vorübergehende medikamentöse Hilfe nicht ausreicht, sollte eine spezifische Behandlung Ihrer Angstprobleme durch einen Psychotherapeuten oder Facharzt erfolgen.

- **Teilnahme an Selbsthilfegruppen:** In vielen Städten haben sich Selbsthilfegruppen Betroffener gebildet, die Hilfestellungen unterschiedlicher Art anbieten. Diese Selbsthilfeorganisationen vermitteln in der Regel Gespräche mit anderen Betroffenen, aber auch konkrete Hilfe wie z.B. Entspannungsverfahren, Hilfestellungen beim Einkaufen und telefonische Unterstützung in Krisensituationen.

- **Selbsthilfebücher:** Obwohl es viele Bücher im Buchhandel gibt, können wir aus fachlichen Erwägungen nur wenige empfehlen. Diese sind im Anhang angegeben. Speziell für die Agoraphobie (Platzangst) gibt es eine praktische Selbsthilfebroschüre, die wir besonders hervorheben wollen: *Mathews A, Gelder M, Johnston D (deutsche Bearbeitung: Hand I, Fisser-Wilke C): Platzangst. Ein Übungsprogramm für Betroffene und Angehörige. 2. Auflage. Basel, Karger, 1994.* Dieses Buch können Sie unter Angabe der Bestell-Nr. ISBN 3–8055–5855–4 bei Ihrem Buchhändler bestellen. Weitere hilfreiche Bücher sind: *Isaac Marks: Ängste verstehen und bewältigen, 2. Auflage. Herausgegeben von Patrizia Winter. Berlin, Springer, 1993. Zygmunt Wlazlo: Soziale Phobie. Basel, Karger, 1995.*

- **Körperliche Fitness:** Körperliche Fitness kann vor Angstbeschwerden schützen. Wenn Ihr Arzt feststellt, daß Sie körperlich gesund sind, sollten Sie sich durch körperliche Aktivitäten wie regelmäßige Spaziergänge, Schwimmen und andere Sportarten fit halten.

Was Sie über Verhaltenstherapie und psychotherapeutische Verfahren wissen sollten

Wenn Ihre Probleme allerdings schon massiver ausgeprägt sind, so daß Sie weder ein noch aus wissen, wenn Sie noch weitere psychische Probleme haben oder wenn Sie alleine nicht mehr weiterkommen, dann sollten Sie mit einem Klinischen Diplom-Psychologen (Dipl.-Psych.), Psychiater oder Nervenarzt oder einem bei Ihrer Krankenkasse zugelassenen Psychotherapeuten sprechen. Welche weiteren Hilfestellungen erwarten Sie dort? Die wichtigsten therapeutischen Ansätze bei Angststörungen sind die Verhaltenstherapie und die medikamentöse Behandlung.

Verhaltenstherapeutische Behandlung der Angst

Die Verhaltenstherapie kann aufgrund ihrer wissenschaftlich nachgewiesenen Effekte als die erfolgversprechendste Form der Psychotherapie bei Angsterkrankungen angesehen werden. Andere Psychotherapien wie die oft zeitaufwendigeren sogenannten psychoanalytischen Verfahren werden in der Regel nur bei besonders gelagerten Fällen eingesetzt. Die Entscheidung über längerdauernde psychoanalytische und andere psychotherapeutische Verfahren sollte ein Facharzt mit Psychotherapie-Anerkennung treffen.

Psychotherapeutische Behandlungen werden von Psychotherapeuten, Diplompsychologen, aber auch von Psychiatern und Nervenärzten sowie Ärzten mit einer Zusatzbezeichnung »Psychotherapie« durchgeführt. Diese entscheiden – aufgrund Ihrer persönlichen Leidensgeschichte – auch darüber, welche Form der Therapie am erfolgversprechendsten ist, welche Behandlungsdauer angesetzt wird und ob eventuell eine Kombination mit Medikamenten erforderlich ist.

Wie verläuft eine Verhaltenstherapie?

Alle verhaltenstherapeutischen Methoden zur Angstbehandlung basieren auf ausführlichen Gesprächen zwischen Ihnen und einem Therapeuten oder einer Therapeutin. Bei dieser sogenann-

▶ **Merkblatt »Verhaltenstherapie«**

Was ist eine Verhaltenstherapie?

Verhaltenstherapie ist eine Form der Psychotherapie, die als die wirksamste bei Angststörungen angesehen wird. Die verhaltenstherapeutische Behandlung wird von speziell ausgebildeten Psychologen und Ärzten durchgeführt und von den Krankenkassen über einen Krankenschein abgerechnet.

Wie läuft eine Verhaltenstherapie ab?

Die verhaltenstherapeutische Behandlung beginnt mit Gesprächen, in denen für den einzelnen Patienten geklärt wird, was seine Angststörung ausgelöst hat und weiterbestehen läßt. Je nach individuellem Therapieziel können dann unterschiedliche verhaltenstherapeutische Verfahren zum Einsatz kommen, denen jedoch eines gemeinsam ist: Die Angststörung soll durch praktische und gedankliche Übungen und Strategien bewältigt werden.

Welche verhaltenstherapeutischen Behandlungsweisen gibt es?

Expositionsverfahren: Beim Expositionsverfahren wird der Patient, unter Anwendung von bestimmten Regeln, mit den Situationen konfrontiert, die die Angst auslösen. Dabei kann der Patient erfahren, wie er selbst die Angst bewältigt, daß ihm dabei nichts passiert, daß die Ängste auch wieder abklingen und daß er selbst die Situation, seine Gedanken und Gefühle aktiv beeinflussen kann.

Systematische Desensibilisierung: Hier handelt es sich um ein abgestuftes Entspannungsverfahren, bei dem der Patient lernen soll, auf kritische Situationen nicht mit Angst, sondern mit Entspannung zu reagieren. Dabei werden zunächst leichtere, dann schwerere Angstsituationen, anfangs oft nur in der Vorstellung, aufgesucht.

Kognitive Verfahren: Diese Verfahren zielen darauf ab, mit Hilfe gedanklicher Übungen den häufig auftretenden Angstgedanken und Selbstgesprächen des Patienten entgegenzuwirken und realistische Bewertungen der Angstsituation zu erlernen.

Welche dieser oder anderer Vorgehensweisen für Sie die geeignete ist, wird von Ihrem Therapeuten entschieden. Eine Liste der zugelassenen Verhaltenstherapeuten ist über die Kassenärztliche Vereinigung zu beziehen.

ten Verhaltensanalyse wird für Sie persönlich innerhalb von wenigen Sitzungen geklärt, welche Bedingungen die Symptome verursacht und ausgelöst haben und welche sie jetzt aufrechterhalten. Eine wichtige Hilfe können dabei sogenannte Selbstbeobachtungsverfahren wie ein **Angsttagebuch** sein, die Ihnen Ihr Therapeut zur Verfügung stellen kann.

Entsprechend Ihrer persönlichen Problemlage sowie den Rahmenbedingungen, z.b. der zur Verfügung stehenden Zeit für die Therapie, können sehr unterschiedliche verhaltenstherapeutische Verfahren zum Einsatz kommen, die an unterschiedlichen Aspekten der Angst ansetzen (Abb. 21).

Die wichtigsten verhaltenstherapeutischen Vorgehensweisen sind die sogenannte Expositionstherapie, die kognitive Therapie sowie seltener auf Entspannungsverfahren basierende Techniken wie z.b. die systematische Desensibilisierung. Alle diese Techniken weisen folgende Gemeinsamkeiten auf:

21

Verhaltenstherapie

- **Verhaltensanalyse (Angsttagebuch)**
- **gedankliche Übungen (kognitive Therapie)**
- **praktische Übungen (Exposition)**
- **ergänzende Verfahren:**
  progressive Muskelentspannung,
  Biofeedback,
  systematische Desensibilisierung
- **Kombination mit Medikamenten**

- Alle zielen auf eine Durchbrechung des Teufelskreises von Angst und Vermeidungsverhalten ab.
- Alle schließen praktische Übungen zur aktiven Angstbewältigung in kleinen oder grösseren Schritten ein.
- Alle vermitteln Strategien, wie man sich selbst beim Umgang mit akuten Angstgefühlen helfen kann.

Das heißt der Therapeut wird Ihnen in einer auf Ihre Problemlage abgestimmten Weise helfen, sich mit den Situationen, die Angst auslösen, zu konfrontieren. Durch Zulassen der Ängste und durch den Verbleib in den jeweiligen Situationen sollen Sie lernen, daß die befürchteten »Katastrophen« nicht tatsächlich eintreten, sondern daß Ängste – wie am Streßmodell gezeigt – spontan dazu tendieren, wieder abzuklingen, und daß man selbst Einfluß auf die Angstreaktion nehmen kann. Dies soll unter anderem helfen, wie die Abbildung 22 zeigt, das Vermeidungsverhalten abzubauen.

Das Bildbeispiel zeigt Ihnen, wie man lernen kann, bei einer spezifischen Phobie den Angstkreis zu durchbrechen. Nämlich

22

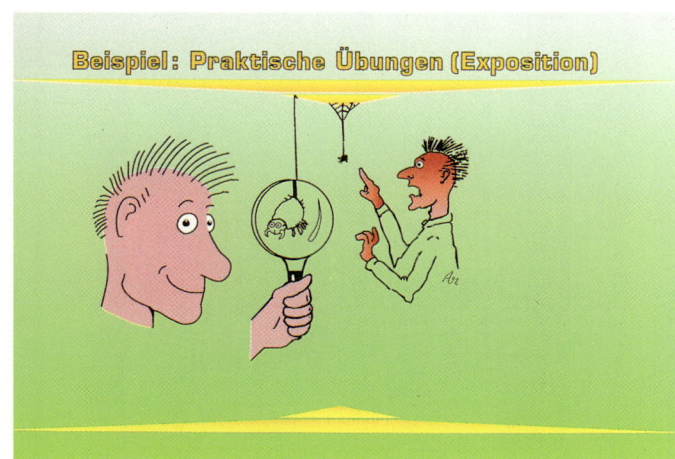

Beispiel: Praktische Übungen (Exposition)

durch die schrittweise Konfrontation mit der Spinne bis hin zur Betrachtung durch ein Vergrößerungsglas. »Im Schutz« der Therapiesitzung mit Ihrem Therapeuten und seinen anfänglichen Hilfestellungen wird es Ihnen leichter gelingen, erstmals auch die angenehmeren und nützlichen Seiten dieses Tieres kennenzulernen und so eine neue, angstfreie Einstellung zu entwickeln.

Abbildung 23 zeigt Ihnen, daß man auch die Angst, sich vor anderen zu äußern, z.b. laut eine Bestellung in einem Lokal aufzugeben, dadurch behandeln kann, daß man sich, wenn auch nicht so extrem wie in diesem Beispiel, einmal der gefürchteten Situation aussetzt und die Erfahrung macht, daß die erwartete Katastrophe ausbleibt.

Entspannungsverfahren und die darauf aufbauende **systematische Desensibilisierung oder das autogene Training** zielen auf die körperliche Komponente des Angstgeschehens ab. Hier soll eine der Angst entgegengesetzte Reaktion, nämlich Entspannung, erlernt und in den entsprechenden Angstsituationen einge-

23

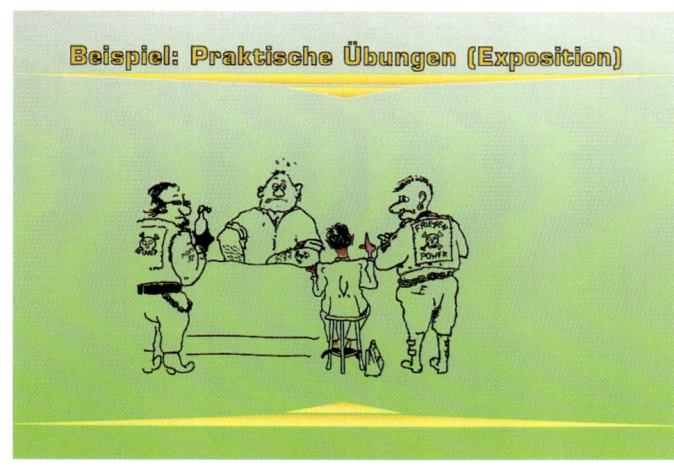

setzt werden. Dabei werden die Angstsituationen anfangs oft nur in der Vorstellung aufgesucht. Diese Verfahren beruhen auf der wissenschaftlichen Erkenntnis, daß in einem Entspannungszustand keine Angstbeschwerden auftreten können. Diese Vorgehensweise ist notwendig, wenn praktische Übungen nicht möglich sind oder vom Patienten noch als zu belastend erlebt werden.

Entspannungsverfahren wie die progressive Muskelentspannung und das autogene Training spielen auch bei der generalisierten Angststörung eine große Rolle, bei der die Ängste sich nicht auf spezielle Objekte oder Situationen beziehen, sondern sich diffus und in Form von körperlichen Beschwerden äußern. Hier ist das Ziel eine **allgemeine Senkung des Erregungsniveaus** und oftmals auch die Dämpfung von Erwartungsängsten.

Die sogenannte **kognitive Therapie** richtet sich vor allem auf Bewertungen und Interpretationen, die dem Patienten äußere Situationen als »bedrohlich«, »gefährlich« und »nicht bewältigbar« erscheinen lassen. Es handelt sich dabei um häufig »automatisch ablaufende« Gedanken oder Selbstgespräche, die – wie im Kreismodell verdeutlicht – Angstgefühle ungünstig beeinflussen. Die Therapie zielt darauf ab, der Realität eher entsprechende Bewertungen zu erlernen. Auch hier ist jedoch das Einüben in den bisher angstauslösenden Situationen unverzichtbarer Bestandteil.

Allgemein ist zur Verhaltenstherapie zu sagen, daß es immer auf das »regelmäßige, tägliche« praktische Üben ankommt. Nur wenn Sie selbst die vom Therapeuten aufgegebenen Übungen **täglich** durchführen, stellt sich ein Erfolg ein!

Neben den eben genannten Techniken, die sich auf die Angstsymptome konzentrieren, können in der Verhaltenstherapie immer auch Verfahren verwendet werden, die sich auf andere mit der Störung zusammenhängende Problembereiche beziehen, z.B. ein Training der Selbstsicherheit, der Kommunikation oder der emotionalen Ausdrucksfähigkeit.

Dies wird immer dann notwendig sein, wenn es durch Ihre Erkrankung schon zu vielfältigen Veränderungen in Ihrem Lebensablauf und -plan gekommen ist. Viele Patienten stehen nach einer erfolgreichen Angsttherapie vor der Aufgabe, ihr Leben, ihre berufliche Situation und vor allem ihre Beziehungen zu Lebenspartnern, Freunden und Arbeitskollegen neu zu ordnen. Hier ist oft eine psychotherapeutische Hilfestellung ein notwendiger Baustein.

Bei wem kann ich mich verhaltenstherapeutisch oder psychotherapeutisch behandeln lassen?

Verhaltenstherapie wird in erster Linie von Psychologen (Dipl.-Psych.) durchgeführt, aber auch von Psychiatern und Nervenärzten. Viele psychologische und ärztliche Verhaltenstherapeuten sind aufgrund ihrer Ausbildung von den Krankenkassen als Verhaltenstherapeuten anerkannt. Eine Liste der zugelassenen Verhaltenstherapeuten ist über Ihre Krankenkasse oder die Kassenärztliche Vereinigung zu beziehen. Diese Behandlungen werden über ihren Krankenschein abgerechnet. Darüber hinaus haben einzelne Kassen Sonderregelungen (z.B. Technikerkasse), die Sie bei Ihrer Krankenkasse erfragen müssen. Im Anhang sind einige weitere Adressen angegeben, bei denen Sie Informationen einholen können.

■ Was Sie über die Therapie mit Medikamenten wissen sollten

Solange es Menschen gibt, haben sie versucht, durch die Einnahme verschiedenster Stoffe Angst zu bekämpfen. Medikamente können helfen, die Erregung zu dämpfen, sie können zu größerer Ausgeglichenheit führen, und sie können auch vorübergehend oder vorbeugend die Schwelle für das Ausbrechen von Angstanfällen erhöhen. Die Wirkung beruht darauf, daß angstlösende Medikamente sich an die Wände der Nervenzellen anlagern und diese gegen eine Erregung durch andere Nervenzellen abschirmen. Abbildung 24 zeigt die bei Angststörungen vor allem verordneten Medikamente.

Diese Medikamente unterscheiden sich zum Teil wesentlich in ihrer Wirkung. In den Merkblättern auf den folgenden Seiten finden Sie einige zusätzliche Informationen über die für die Angstbehandlung wichtigsten Medikamentengruppen.

24

Medikamente

- **Antidepressiva**
- **Benzodiazepine**
- **andere: Betablocker, Neuroleptika, pflanzliche Präparate**

Einige Medikamente, wie beispielsweise die Benzodiazepine (siehe Merkblatt), sind geeignet, akute Angsterregungen zu dämpfen. Die sogenannten Antidepressiva (siehe Merkblatt) dienen auf je nach Medikament unterschiedlichem Weg eher der Verhinderung von wiederkehrenden Angstanfällen sowie der Unterstützung von aktivem, angstfreiem Verhalten. Wichtig bei den Antidepressiva, die übrigens nicht abhängig machen, ist es, daß diese Medikamente zumeist nicht sofort, sondern meist erst nach 2–3 Wochen eine Erleichterung bewirken; zudem ist zu beachten, daß sie anfangs oft stärkere Nebenwirkungen haben, die allerdings bei den meisten Patienten nach 2–3 Wochen abklingen.

Einige Punkte sind bei der Verschreibung von Medikamenten gegen Angststörungen besonders zu beachten (Abb. 25).

Gerade weil es für die Behandlung von Angsterkrankungen auch medikamentös sehr viele Möglichkeiten gibt, ist der Rat des Fachmanns von besonderer Wichtigkeit. Grundsätzlich gilt, daß jedes Medikament anders wirkt und daß eine Selbstmedikation bei Angst gefährlich ist. Die Medikamente sollten nur

25

Wichtig bei der medikamentösen Behandlung von Angstproblemen

- **Keine Selbstmedikation bei Angstzuständen**

- **Manche Medikamente machen abhängig oder führen zur Gewöhnung**

- **Manche Medikamente wirken erst nach 2 – 3 Wochen**

- **Manche Medikamente haben anfangs unangenehme Begleiterscheinungen**

auf Rat eines Arztes eingenommen werden, da wirksame Substanzen immer auch unerwünschte Wirkungen haben können. Dies ist auch bei den sogenannten pflanzlichen Medikamenten der Fall! Im Zusammenhang mit Beruhigungsmitteln und angstlösenden Medikamenten besteht auch das Problem der Abhängigkeit. Medikamente wie die Benzodiazepine wirken kurzfristig sehr gut, können aber im Laufe der Zeit ihre Wirkung verlieren. Viele Patienten sind dann gezwungen, die Dosis zu steigern, was zu körperlicher Abhängigkeit führen kann. Andere Mittel, z.B. solche gegen akute Erregungszustände, können zu einer Gewöhnung führen, d.h., man hat irgendwann das Gefühl, ohne das Medikament nicht mehr auskommen zu können. Andere Medikamente gegen Angst wie die Antidepressiva machen nicht abhängig, wirken dagegen nur bei länger andauernder, d.h. wochenlanger Einnahme. Die medikamentöse Behandlung von Angst ist also kompliziert und Sache des Arztes.

Die erstmals unternommene medikamentöse Therapie kann jedoch erfolglos bleiben. Dafür gibt es verschiedene Gründe: z.B., daß Sie das Medikament schlecht vertragen, daß die Dosierung noch nicht ausreichend ist, daß Sie das Medikament nicht regelmäßig einnehmen können oder wenn begleitende Erkrankungen die Therapie komplizieren. Andere häufige Gründe liegen in zusätzlich auftretenden Belastungen in Familie oder Beruf.

In jedem Einzelfall ist es nötig, zusammen mit dem Arzt zu überlegen, welche Behandlungsform, medikamentös, verhaltenstherapeutisch oder auch beides, in Frage kommt.

Nur der Vollständigkeit halber sei darauf hingewiesen, daß es noch andere Medikamentengruppen gibt, die bei Angsterkrankungen manchmal helfen können, z.B. die sogenannten Betablokker (Merkblatt), Monoaminooxidase-Hemmer sowie pflanzliche Mittel. Da diese Mittel nur unter bestimmten Rahmenbedingungen von Ihrem Arzt verschrieben werden, wird hier nicht darauf eingegangen.

▶ Merkblatt »Antidepressiva«

Trizyklische Antidepressiva werden zur Behandlung einer Depression, aber auch von Angststörungen, insbesondere der Panikstörung sowie schwergradiger Agoraphobie, eingesetzt.

Nützliche Wirkungen

Trizyklische Antidepressiva können die Symptome von Angst und Depression lindern. Da trizyklische Antidepressiva sedierend wirken, können sie abends eingenommen werden, um den Schlaf zu fördern. Sie machen nicht abhängig!

Richtlinien

In vielen Fällen muß die Medikation nur einmal täglich zur Schlafenszeit erfolgen. Erst nach mehrwöchiger Einnahme verspüren Sie eine Wirkung. Ändern Sie keinesfalls von sich aus die Dosis oder die Einnahmehäufigkeit. Setzen Sie die Medikation auch nicht ab, ohne Ihren Arzt zu informieren.

Vorsichtsmaßnahmen

- Trizyklische Antidepressiva können sedierend wirken. Sie werden sich möglicherweise benommen fühlen. Sie sollten daher wissen, wie Sie auf dieses Medikament reagieren, bevor Sie Auto fahren.

- Da diese Medikation die Wirkung von Alkohol oder anderen Medikamenten verstärkt, fragen Sie Ihren Arzt, bevor Sie Alkohol trinken oder andere Medikamente einnehmen.

- Falls Sie schwanger sind, beabsichtigen, schwanger zu werden, oder gegenwärtig stillen, sollten Sie dies Ihrem Arzt mitteilen.

- Falls Sie auf ein verschreibungspflichtiges oder nichtverschreibungspflichtiges Medikament allergisch sind, teilen Sie dies Ihrem Arzt mit.

- Falls Sie an Glaukom, Harnverhalten oder Herzproblemen leiden, teilen Sie dies Ihrem Arzt mit.

Mögliche Nebenwirkungen

Viele Patienten erleben in den ersten Wochen unangenehme Begleiterscheinungen (wie Benommenheit, Mundtrockenheit, Schwindel oder Verwirrtheit, Kopfschmerzen, Tremor oder Schweißausbrüche und Verstopfung). Sie verschwinden meist innerhalb der ersten Wochen. Teilen Sie diese Begleiterscheinungen unbedingt Ihrem Arzt mit. Er wird dann die Dosierung verändern oder ein anderes Präparat wählen.

▶ Merkblatt »Benzodiazepine«

Benzodiazepine sind sichere und wirksame Medikamente, wenn sie nach den Anweisungen des Arztes eingenommen werden.

Nützliche Wirkungen

Die Benzodiazepine können bei vielen Patienten die Angst schnell deutlich lindern. Sie werden sich wahrscheinlich bereits nach wenigen Tagen wohler fühlen. Sie müssen genau die Anweisungen Ihres Arztes zu Dosis und Einnahmezeit beachten. **Benzodiazepine können abhängig machen.** Sie dürfen nicht mehr oder weniger als die verordnete Dosis einnehmen. Die Medikation darf auch nicht häufiger oder seltener als von Ihrem Arzt verordnet eingenommen werden. Falls Sie dieses Medikament regelmäßig eingenommen haben, setzen Sie es nicht ab, bevor Sie mit Ihrem Arzt gesprochen haben.

Vorsichtsmaßnahmen

● Falls Sie schwanger sind, beabsichtigen, schwanger zu werden, oder stillen, sollten Sie dies Ihrem Arzt mitteilen.

● Dieses Medikament kann die Wirkung von Alkohol oder anderen Medikamenten steigern und möglicherweise schwere Nebenwirkungen auslösen. Fragen Sie Ihren Arzt, bevor Sie Alkohol trinken oder andere Medikamente während dieser Therapie einnehmen.

● Sie sollten wissen, wie Sie auf diese Medikamente reagieren, bevor Sie mit dem Auto fahren oder beruflich gefährliche Tätigkeiten verrichten. Benzodiazepine können Benommenheit hervorrufen.

● Machen Sie Ihren Arzt auf etwaige Arzneimittelallergien aufmerksam. Teilen Sie ihm mit, wenn sie andere Arzneimittel einnehmen, egal ob verschreibungspflichtig oder nicht.

Mögliche Nebenwirkungen

Manche Patienten können unangenehme Begleiterscheinungen wie verschwommenes Sehen, Muskelschwäche, Schwanken, Schwindel, Benommenheit, Kopfschmerzen, Müdigkeit oder Schwäche während der Einnahme dieses Medikaments verspüren. Solche Wirkungen treten normalerweise zu Beginn der Behandlung auf. Sie sind nicht gefährlich, aber melden Sie diese Symptome trotzdem Ihrem Arzt.

▶ Merkblatt »Betablocker«

Betablocker sind sichere und wirksame Medikamente, die häufig für die Behandlung von Bluthochdruck und Brustschmerzen eingesetzt werden. Sie werden aber auch kurzfristig bei bestimmten sozialen Phobien, insbesondere bei Lampenfieber und Prüfungsangst eingesetzt. Betablocker verringern Herzklopfen, Erröten und Schwitzen vor einem öffentlichen Auftritt. Da sich diese Symptome erst kurz vor einem solchen Ereignis einstellen, wird das Medikament erst etwa 30 Minuten vorher eingenommen.

Vorsichtsmaßnahmen

● Falls Sie schwanger sind, beabsichtigen, schwanger zu werden, oder stillen, sollten Sie dies Ihrem Arzt mitteilen, bevor Sie dieses Medikament einnehmen.

● Teilen Sie Ihrem Arzt mit, daß Sie Medikamente zur Behandlung von Bluthochdruck, Asthma oder Herz- oder Lungenerkrankungen einnehmen.

● Teilen Sie Ihrem Arzt mit, wenn Sie auf ein verschreibungspflichtiges oder nicht verschreibungspflichtiges Medikament allergisch reagieren.

● Da Betablocker Schwindel, Benommenheit und Verwirrtheit hervorrufen oder Ihre Aufmerksamkeit herabsetzen können, sollten Sie Ihre Reaktion auf dieses Arzneimittel prüfen, bevor Sie Auto fahren oder eine Maschine in Betrieb nehmen.

● Falls Sie dieses Medikament regelmäßig eingenommen haben, setzen Sie es nicht plötzlich, sondern entsprechend der Anordnung Ihres Arztes ausschleichend ab.

Mögliche Nebenwirkungen

Da manche Menschen mit »Lampenfieber« dieses Medikament nur in geringen Dosen und kurzfristig einnehmen, stellen Nebenwirkungen in diesen Fällen kein besonderes Problem dar. Sollten Sie jedoch irgendwelche außergewöhnlichen oder lästigen Symptome wahrnehmen, verständigen Sie Ihren Arzt.

Angstbewältigung bei schweren körperlichen Erkrankungen und Unfällen
(auch für Angehörige)

Wie wir schon eingangs verdeutlicht haben, ist ein rein passives Hinnehmen von Ängsten und Bedrohungserlebnissen in den meisten Fällen keine hilfreiche Methode. Überspielen,»Verdrängen« oder gar»sich aufgeben« hilft allenfalls kurzfristig und in bestimmten Krisensituationen. Aber langfristig sind diese Verhaltensweisen weder geeignet, Ihre Ängste zu lösen, noch helfen sie, eine Krankheit oder bedrohliche Langzeitfolgen zu bewältigen. Auch im Umgang mit den vielfältigen Ängsten und Sorgen bei schweren körperlichen Erkrankungen und Unfällen geht es entscheidend darum, sich den Ängsten, Befürchtungen und Sorgen **aktiv zu stellen, sie auszusprechen und sie zu»bearbeiten«.**

Dies ist natürlich leichter gesagt als getan – besonders wenn Sie sich gerade hilflos und verzweifelt den Angstgefühlen, Sorgen und Schmerzen ausgeliefert fühlen. Was können Sie also tun?

Sprechen über Ihre Angstgefühle und Sorgen: Allein auf sich gestellt, ist man in der Regel bei der Auseinandersetzung überfordert. Gerade weil viele Ängste im Zusammenhang mit körperlichen Krankheiten, Unfällen und ihren Folgen vager und unbestimmter Natur sind, kommt es leicht zu einem»Teufelskreis der Beschwerden« sowie der körperlichen, gedanklichen und gefühlsmäßigen Anteile von Angst, und die Situation erscheint dann ausweglos. Deswegen ist es wichtig, sich anderen anzuvertrauen und über seine Sorgen, Ängste und Befürchtungen offen zu reden. Gespräche mit dem Partner, einem Familienmitglied und Freunden können eine Möglichkeit sein.

Mitunter aber stehen die unmittelbaren Angehörigen und Ehepartner gefühlsmäßig der Problematik zu nahe. Sehr nahestehende Angehörige leiden oft genauso mit und sind ebenfalls hilflos gegenüber der Herausforderung durch die Krankheit, den

Unfall und das Leiden mit seinen Folgen. Zudem besteht oft auch die Neigung, den Patienten zu schonen. Ein im besten Sinne etwas distanzierterer Vertrauter kann oft ruhiger und etwas gelassener zuhören sowie sachliche und realistische Unterstützung vermitteln. Weitere Ansprechpartner können Ihre Ärzte, ein Klinikpsychologe, aber auch Seelsorger sein, selbst wenn Sie sich nicht im Glauben verwurzelt fühlen.

Aber bedenken Sie: Ihre Umwelt kann Ihnen nur zuhören, Ihre Ängste ernst nehmen und Sie bei Ihrer Auseinandersetzung mit der Angst begleiten, gegebenenfalls auch menschliche, soziale und fachliche Hilfe anbieten. Eine **Lösung der Angstproblematik** wird damit allein jedoch **nur selten** erreicht. Derartige Gespräche helfen aber oft, die Angst auf ein erträgliches Maß zurückzuführen.

Sich sachgerecht informieren: Von entscheidender Bedeutung bei der Bewältigung von Angst ist das Einholen kompetenter, realitätsgerechter Informationen über Diagnose, Therapiemöglichkeiten und voraussichtliche Prognose. Viele Betroffene vermeiden dies, weil sie befürchten, noch mehr bedrohliche und sie überfordernde Einzelheiten zu erfahren. Diese Einstellung ist nicht ganz unbegründet. Wir wissen, daß in vielen Krankenhäusern, Rehabilitationseinrichtungen und ambulanten Einrichtungen das Personal oft nicht die notwendige Zeit hat, um die Aufklärung ausführlich und auf Ihre konkrete Situation abgestimmt zu gewährleisten. Aber Sie haben ein Anrecht darauf und sollten dies, vielleicht mit Unterstützung Ihrer Angehörigen, einfordern. Sollte es in Ihrer Behandlungseinrichtung allgemeine Aufklärungs- und Informationsveranstaltungen geben, sollten Sie diese in Absprache mit Ihrem Arzt wahrnehmen! Nur eine sachgerechte Aufklärung und Information kann Ihren Befürchtungen, Sorgen und Ängsten Struktur und Kontur geben. So können Sie Schritt für Schritt lernen, leichter mit Ihren kraftraubenden Ängsten umzugehen.

Fachliche Hilfe: Manchmal aber reicht all dies nicht aus! Zum Beispiel dann, wenn Ihre Angehörigen selbst durch die

Ereignisse und Ihre Leidenssituation überfordert sind und bei Ihnen selbst das Zuhören massive Traurigkeit, Verzweiflung und Hilflosigkeit auslöst. Es kann auch sein, daß es Ihnen nicht gelingt, Ihre Hemmungen zu überwinden bzw. ein ausreichendes Vertrauensverhältnis zum Personal oder zu Ihren Freunden oder Bekannten zu entwickeln. Dann ist in der Regel ein Gespräch mit Ihren Ärzten und die Bitte um fachliche Hilfe ein möglicher Ausweg. Psychologen, Psychiater, Psychotherapeuten, aber auch qualifizierte Seelsorger können dann fast immer »eine Brücke bauen« und Ihnen bei der Lösung Hilfestellung anbieten. Aber auch hier gilt, daß Ihnen weder Fachleute noch Angehörige und Partner die notwendige aktive Auseinandersetzung ganz abnehmen können.

Sollten Sie bereits vor Ihrer Erkrankung ernste psychische oder soziale Probleme gehabt oder unter einer der in diesem Buch besprochenen Ängste gelitten haben, können sich diese unter Umständen verschlimmern bzw. wieder aufbrechen. Zögern Sie im eigenen Interesse nicht, dies Ihren behandelnden Ärzten vor Beginn der Behandlung oder Operation vertrauensvoll mitzuteilen. Bei der Durchführung bedrohlicher diagnostischer und therapeutischer Maßnahmen im Rahmen Ihrer körperlichen Erkrankung wird man diese vorbestehenden Probleme dann besser mitberücksichtigen können und zusätzliche psychologische oder medikamentöse Hilfen einsetzen.

Hilfe bei akuten und chronischen Schmerzen: Schmerz, Angst, Streßbelastung und Niedergeschlagenheit sind bei körperlichen Erkrankungen oft eng miteinander verbunden und erfordern gerade bei schweren anfallsartigen und chronischen Schmerzen eine spezifische Schmerzbehandlung. Es gibt heute eine breite Palette von medikamentösen, psychologischen und sonstigen Hilfen, die den Teufelskreis von Angst und Schmerz durchbrechen helfen. Dies gilt nicht nur für den Akutschmerz, etwa nach Unfällen oder nach Operationen, sondern insbesondere auch beim chronischen Schmerz. Es gibt auch außerhalb der Kliniken kassenzugelassene und kompetente Schmerztherapeuten. Wesentlich ist, daß Sie ihren individuellen Schmerz, Ihre Sorgen und Befürchtungen offen aussprechen und sich nicht scheuen, Hilfe zu fordern.

Soziale Hilfen: Viele Sorgen und Ängste nach einer körperlichen Erkrankung oder nach Unfall mit Krankenhausbehandlung haben mit sozialen, finanziellen und beruflichen Problemen zu tun – aktuellen, aber auch möglicherweise zukünftigen. Scheuen Sie sich nicht, die in fast allen Krankenhäusern und Rehabilitationseinrichtungen tätigen Sozialarbeiter zu befragen, die Ihnen gesetzliche, soziale und finanzielle Hilfsmöglichkeiten anbahnen können. Bei Arbeitsunfällen steht Ihnen auch der Berufshelfer Ihrer Berufsgenossenschaft zur Verfügung.

Weitere Hilfen: Bei der langfristigen nachstationären Betreuung und der Rehabilitation von chronischen bzw. bleibenden Folgeerkrankungen treten oft Angstprobleme auf, mit dem Gefühl, allein gelassen zu sein, kein wirkliches Verständnis im alten Umfeld zu finden, bis hin zu Isolationsempfindungen und Vereinsamung. **Selbsthilfegruppen** oder therapeutische Gruppen (Malen, Gestalten, Entspannungsmethoden), deren Adressen Sie über die großen Wohlfahrtsverbände, Kirchen, auch Kliniken, Haus- und Fachärzte erfragen können, vermögen hier Rückhalt und Verständnis zu schenken. Hinzuweisen ist hier auch auf verschiedene Hilfsangebote im Bereich der Krebserkrankungen. Bei weit fortgeschrittenen Krebserkrankungen können Sie kundige Hilfe über die Hospizbewegung erhalten.

Leben mit Angst?

Mit diesen Anmerkungen kommen wir zum Ende des Buches. Wir hoffen, es ist Ihnen als Leser deutlich geworden, daß die Bewältigung und Überwindung von Angsterkrankungen wie der Panikstörung, der Generalisierten Angst und der Phobien nicht von heute auf morgen gelingen kann. Die dauerhafte Lösung von Angstproblemen setzt immer voraus, daß Sie

1. Angstgefühle als grundsätzlich normale, aber übersteigerte biologische Reaktionsweise Ihres Körpers frühzeitig erkennen und **bewußt annehmen**;

2. versuchen, sich Ihren kritischen Angstsituationen immer wieder bewußt zu stellen und nicht Ihrer Neigung nachgeben, ihnen aus dem Weg zu gehen und sie zu vermeiden.

26

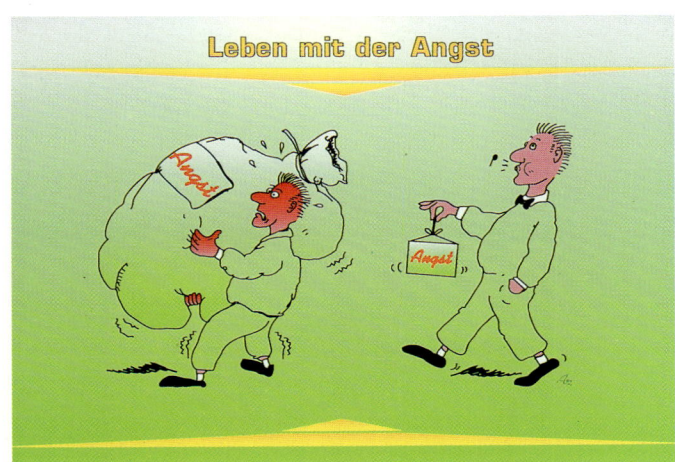

63

Beginnen Sie so früh wie möglich mit dieser aktiven Auseinandersetzung! Setzen Sie nicht darauf, daß die Angstprobleme von alleine vergehen. Auch eine plötzliche »Wunder«heilung ist unwahrscheinlich.

Abbildung 26 soll Ihnen noch einmal verdeutlichen, daß auch eine Angstbehandlung durch einen Spezialisten nur helfen kann, langfristig besser mit Angstproblemen umzugehen. Das heißt, daß die Belastungen, die Sie aufgrund Ihrer Angst empfinden, und die sich daraus ergebenden Einschränkungen soweit wie möglich gemildert werden.

Auf dem rechten Teil der Abbildung ist das Ziel markiert: Ihnen einen gelasseneren und besseren Umgang mit Angst zu vermitteln. In diesem Sinne gehört Angst auch als Zeichen von Gesundheit zum Leben eines jeden Menschen.

Der Angstfragebogen

Der folgende Fragebogen soll Ihnen dabei helfen, eine erste Selbstdiagnose zu stellen. Die Antworten des Fragebogens geben Ihnen jedoch lediglich an, ob Sie **möglicherweise** eine Angststörung haben, geben also nur **einen ersten Hinweis.** Nur ein Nervenarzt, ein Psychologe oder ein Psychotherapeut kann letztlich entscheiden, ob diese Verdachtsdiagnose zutrifft und welche der Behandlungsmöglichkeiten für Sie persönlich am erfolgversprechendsten ist.

Sollten Sie zwar unter einigen der Angstbeschwerden erheblich leiden, jedoch nach dem Fragebogen keine der Angststörungen für Sie persönlich zutreffen, ist es empfehlenswert, mit Ihrem Arzt darüber zu sprechen. Er wird Sie gegebenenfalls zu einer genaueren Abklärung an einen Facharzt überweisen.

Der Fragebogen umfaßt fünf Seiten, jeweils eine Seite für jede Störungsform. Die Fragen sind jeweils durch Ankreuzen von »Ja« oder »Nein« zu beantworten. Bei manchen Fragen werden Sie – falls Sie mit »Nein« geantwortet haben – angewiesen, einige der folgenden Fragen zu überspringen und zur nächsten Seite überzugehen.

Am Ende einer jeden Seite finden Sie den Auswertungsschlüssel. Das heißt, Sie werden gefragt zu überprüfen, ob Sie bestimmte Fragen mit »Ja« beantwortet haben. Sollten Sie alle entsprechend angegebenen Fragen bejaht haben, liegt möglicherweise die jeweilige Störung vor!

Bedenken Sie, daß dieser Fragebogen nur einige der möglichen Angststörungen abfragt. Die sogenannte posttraumatische Belastungsreaktion, Anpassungsstörungen und andere psychische Störungen können nur durch ein persönliches Gespräch diagnostiziert werden.

> ▶ **Fragen zur Panikstörung**

---

1. Hatten Sie schon einmal einen **Angstanfall,** d.h., wurden
   Sie ganz plötzlich und unerwartet von starker Angst oder   Ja ~~Nein~~
   Beklommenheit überfallen, und zwar in Situationen, in de-   ↓
   nen die meisten Menschen nicht ängstlich sind?   Frage 9

2. Solche Angstanfälle treten manchmal auf, wenn man wirklich in ernster Gefahr ist oder wenn man im Mittelpunkt der   ~~Ja~~ Nein
   Aufmerksamkeit anderer steht. Treten Ihre Angstanfälle   ↓
   auch unabhängig von solchen Situationen auf?   Frage 9

3. Versuchen Sie, sich an einen Ihrer schwersten Angstanfälle
   zurückzuerinnern! Hatten Sie während dieses Angstanfalls
   - Atemnot oder Schwierigkeiten, Luft zu bekommen?   Ja ~~Nein~~
   - Herzklopfen?   Ja ~~Nein~~
   - Schwindel, Benommenheitsgefühle?   ~~Ja~~ Nein
   - ein Engegefühl oder Schmerzen in Brust oder Magen?   ~~Ja~~ Nein
   - Kribbeln oder Taubheitsgefühle?   Ja ~~Nein~~
   - Erstickungsgefühle?   Ja ~~Nein~~
   - das Gefühl, einer Ohnmacht nahe zu sein?   ~~Ja~~ Nein
   - geschwitzt?   ~~Ja~~ Nein
   - gezittert oder gebebt?   Ja ~~Nein~~
   - Hitzewallungen oder Kälteschauer?   ~~Ja~~ Nein
   - die Dinge um Sie herum als unwirklich empfunden?   Ja ~~Nein~~
   - die Befürchtung, daß Sie sterben könnten?   ~~Ja~~ Nein
   - die Befürchtung, verrückt zu werden?   ~~Ja~~ Nein
   - einen Brechreiz verspürt?   Ja ~~Nein~~
   - Beklemmungsgefühle?   ~~Ja~~ Nein
   - einen trockenen Mund?   Ja ~~Nein~~

4. Traten diese Beschwerden sehr plötzlich auf, und ver-
   schlimmerten sie sich dann innerhalb von Minuten?   ~~Ja~~ Nein

5. Hatten Sie jemals vier Angstanfälle innerhalb von 4 auf-
   einanderfolgenden Wochen?   Ja ~~Nein~~

6. Hatten Sie nach einem solchen Angstanfall wochenlang
   ständig Angst davor, wieder einen solchen Angstanfall zu
   bekommen?   Ja Nein

7. Wann hatten Sie zum ersten Mal einen Angstanfall?   _____

8. Wann hatten Sie zum letzten Mal einen Angstanfall?   _____

> ▶ Haben Sie die Fragen 1, 2, mindestens eine Beschwerde von Frage 3 sowie
> die Fragen 4 (oder 5) und 6 mit Ja beantwortet?
> Wenn dies zutrifft, haben Sie möglicherweise eine **Panikstörung!**

▶ Fragen zur Generalisierten Angststörung

9. Nun fragen wir nach **langandauernden Angstzuständen!**　　Ja　Nein
    Haben Sie sich jemals 6 Monate oder länger fast unablässig　　↓
    ängstlich, angespannt und besorgt gefühlt?　　Frage 17

10. Wie lange hielt die längste Phase an, während der Sie sich
    ängstlich und besorgt fühlten?　　___Monate

11. Machten Sie sich ständig Sorgen über Dinge, die mit großer
    Wahrscheinlichkeit gar nicht eintreten würden?　　Ja　Nein

12. Machten Sie sich ständig Sorgen über Dinge, die eigentlich
    gar nicht so schwerwiegend sind?　　Ja　Nein

13. Machten Sie sich über verschiedene Dinge (Kinder, Fami-
    lie, Gesundheit) Sorgen?　　Ja　Nein

14. In diesen Zeiten, wenn Sie sich ängstlich und besorgt fühlten
    - waren Sie da leicht ermüdbar?　　Ja　Nein
    - waren Sie sehr aufgeregt, nervös und schreckhaft?　　Ja　Nein
    - zitterten Sie oder bebte Ihr Körper?　　Ja　Nein
    - fühlten Sie sich rast- und ruhelos?　　Ja　Nein
    - hatten Sie Muskelverspannungen oder -schmerzen?　　Ja　Nein
    - hatten Sie große Konzentrationsprobleme?　　Ja　Nein
    - waren Sie besonders leicht reizbar?　　Ja　Nein
    - schwitzten Sie sehr stark?　　Ja　Nein
    - litten Sie unter Herzklopfen oder Herzrasen?　　Ja　Nein
    - hatten Sie kalte, feuchte Hände?　　Ja　Nein
    - fühlten Sie sich schwindelig oder benommen?　　Ja　Nein
    - hatten Sie einen trockenen Mund?　　Ja　Nein
    - litten Sie unter Übelkeit oder Durchfall?　　Ja　Nein
    - mußten Sie zu oft Wasser lassen?　　Ja　Nein
    - hatten Sie Hitzewallungen oder Kälteschauer?　　Ja　Nein
    - hatten Sie Atemnot oder das Gefühl zu ersticken?　　Ja　Nein
    - hatten Sie Schluckbeschwerden?　　Ja　Nein
    - hatten Sie Ein- oder Durchschlafschwierigkeiten?　　Ja　Nein
    - hatten Sie Magenbeschwerden?　　Ja　Nein
    - fühlten Sie sich einer Ohnmacht nahe oder unwirklich?　　Ja　Nein
    - hatten Sie das Gefühl, die Kontrolle zu verlieren?　　Ja　Nein

15. Wann hatten Sie solche Angstzustände zum ersten Mal?　　_____

16. Wann hatten Sie solche Angstzustände zum letzten Mal?　　_____

▶　Haben Sie die Fragen 9, 13 und fünf oder mehr Beschwerden von Frage 14
　　mit Ja beantwortet?
　　Wenn ja, haben Sie möglicherweise eine **Generalisierte Angststörung!**

▶ Fragen zur Agoraphobie

17. Einige Menschen haben ohne klaren Grund eine solch starke
     Angst vor Menschenmengen, alleine das Haus zu verlassen oder
     Bus, Auto oder Eisenbahn zu benutzen, daß sie solche Situationen vermeiden oder nur unter großer Angst ertragen können. Hatten Sie jemals eine derart unbegründet starke Angst,

     ● vor Menschenmengen oder Schlange zu stehen?   Ja Nein
     ● das Haus zu verlassen oder außerhalb des Hauses allein zu
       sein?   Ja Nein
     ● sich auf öffentlichen Plätzen (Markt, Kino) aufzuhalten?   Ja Nein
     ● sich im Auto, Zug, Bus oder Flugzeug zu befinden?   Ja Nein
     ● oder eine Brücke zu überqueren?   Ja Nein

▶ Wenn Sie alle diese Fragen verneint haben, springen Sie zu Frage 28 (nächste
  Seite)!

18. Haben Sie in solchen Situationen
     ● geschwitzt oder gezittert?   Ja Nein
     ● einen trockenen Mund gehabt?   Ja Nein
     ● Herzklopfen oder Herzrasen gehabt?   Ja Nein
     ● Atemnot oder Erstickungsgefühle gehabt?   Ja Nein
     ● sich benommen oder einer Ohnmacht nahe gefühlt?   Ja Nein
     ● befürchtet, die Kontrolle über sich selbst zu verlieren?   Ja Nein
19. Hatten Sie Angst, »verrückt« zu werden?   Ja Nein
     ● oder daß Ihnen etwas Peinliches passiert?   Ja Nein
     ● oder daß Sie hilflos werden?   Ja Nein
20. Vermeiden Sie solche Situationen wegen Ihrer Angst?   Ja Nein
21. Haben Sie mit einem Arzt über diese Ängste gesprochen?   Ja Nein
22. Haben Sie wegen dieser Ängste Medikamente eingenommen?   Ja Nein
23. Haben diese Ängste oder das Vermeiden dieser Situationen
     wesentlich in Ihr normales Leben eingegriffen?   Ja Nein
24. Konnten Sie wegen dieser Ängste irgendwann einmal nicht verreisen, obwohl Sie dies gerne getan hätten?   Ja Nein
25. Waren Sie wegen dieser Ängste einmal einen ganzen Tag lang
     nicht in der Lage, Ihr Haus oder Ihre Wohnung zu verlassen?   Ja Nein
26. Wann hatten Sie zum ersten Mal eine solche Angst?   _____
27. Wann hatten Sie zum letzten Mal eine solche Angst?   _____

▶ Haben Sie zumindest eine der Beschwerden der Fragen 18 und 19 sowie die
  Fragen 23–25 mit Ja beantwortet? Dann liegt bei Ihnen möglicherweise eine
  Agoraphobie vor!

68

28. Manche Menschen haben eine solche unbegründet starke Angst davor, etwas in Gegenwart anderer Menschen zu tun, daß Sie solche Situationen meiden oder Sie nur unter großer Angst durchstehen. Hatten Sie jemals solch starke Ängste
   - vor anderen Ihnen bekannten Personen zu sprechen?   Ja   Nein
   - auf die Toilette gehen zu müssen (Restaurant, Kino)?   Ja   Nein
   - in der Öffentlichkeit zu essen oder zu trinken?   Ja   Nein
   - mit anderen zu sprechen, weil Sie möglicherweise nichts zu sagen hätten oder»Unsinn« von sich geben könnten?   Ja   Nein
   - zu schreiben, wenn Ihnen jemand zuschaut?   Ja   Nein
   - vor einer kleinen Gruppe Menschen zu sprechen?   Ja   Nein

▶ Wenn Sie eine, mehrere oder alle dieser Fragen mit Ja beantwortet haben, gehen sie weiter zu Frage 29! Haben Sie alle Fragen verneint, gehen Sie zu Frage 40 (nächste Seite)!

29. Haben diese Ängste monatelang angedauert?   Ja   Nein
30. Haben Sie mit einem Arzt über diese Angst gesprochen?   Ja   Nein
31. Haben Sie wegen dieser Angst Medikamente eingenommen?   Ja   Nein
32. Hat diese Angst oder das Vermeiden dieser Situation wesentlich in Ihr normals Leben eingegriffen?   Ja   Nein
33. Hat diese Angst Sie jemals sehr belastet?   Ja   Nein
34. Hat diese Angst Sie jemals daran gehindert, eine berufliche Aufgabe zu bewältigen, neue Verantwortlichkeiten an Ihrem Arbeitsplatz zu übernehmen oder eine neue Stelle anzutreten?   Ja   Nein
35. Hat diese Angst Sie jemals daran gehindert, zu einer Feier oder einer sonstigen gesellschaftlichen Veranstaltung oder zu einem Treffen zu gehen?   Ja   Nein
36. Wenn Sie sich in einer Angstsituation befanden oder sich vorstellten, in einer solchen Situation zu sein, wurden Sie da fast immer extrem nervös, z.B. schwitzten Sie, hatten Herzklopfen oder waren kurzatmig?   Ja   Nein
37. Oder erröteten oder zitterten Sie?   Ja   Nein
   - hatten Sie die Befürchtung, erbrechen zu müssen?   Ja   Nein
   - oder daß Ihnen etwas sehr Peinliches passieren könnte?   Ja   Nein
38. Wann hatten Sie solche Ängste zum ersten Mal? _____
39. Wann hatten Sie solche Ängste zum letzten Mal? _____

▶ Haben Sie die Fragen 29 oder 35–37 mit Ja beantwortet? Dann haben Sie möglicherweise eine **Soziale Phobie!**

40. Es gibt noch andere Situationen, in denen manche Menschen eine solch unbegründet starke Angst verspüren, daß sie sie zu vermeiden versuchen. Hatten Sie jemals eine unbegründet starke Angst
    - vor Höhen? Ja Nein
    - vor dem Fliegen? Ja Nein
    - davor, Blut zu sehen? Ja Nein
    - vor Stürmen, Donner oder Blitz? Ja Nein
    - vor Schlangen, Vögeln, Insekten oder anderen Tieren? Ja Nein
    - vor geschlossenen Räumen (z.b. Aufzugkabinen)? Ja Nein
    - vor Blut oder eine Spritze zu bekommen? Ja Nein
    - davor, im Wasser (z.b. Swimmingpool, Meer) zu sein? Ja Nein
    - vor irgendwelchen anderen Situationen? Ja Nein
    Welche? _____

▶ Wenn Sie eine, mehrere oder alle dieser Fragen mit Ja beantwortet haben, gehen Sie weiter zu Frage 41! Haben Sie alle Fragen verneint, gehen Sie zur nächsten Seite!

41. Hat eine dieser Ängste Monate oder gar Jahre angedauert? Ja Nein
42. Haben Sie mit einem Arzt über diese Ängste gesprochen? Ja Nein
43. Haben Sie wegen dieser Angst Medikamente genommen? Ja Nein
44. Hat diese Angst oder das Vermeiden dieser Situation wesentlich in Ihr normals Leben eingegriffen? Ja Nein
45. Hat diese Angst Sie jemals sehr belastet? Ja Nein
46. Hat die Angst Sie jemals daran gehindert, eine berufliche Aufgabe zu bewältigen, neue Verantwortlichkeiten an Ihrem Arbeitsplatz zu übernehmen oder eine neue Stelle anzutreten? Ja Nein
47. Hat die Angst Sie jemals daran gehindert, zu einer Feier oder einer sonstigen gesellschaftlichen Veranstaltung zu gehen? Ja Nein
48. Wenn Sie sich in einer Angstsituation befanden oder wenn Sie an eine solche Situation dachten, wurden Sie da fast immer nervös oder »panisch«? Schwitzten Sie? Hatten Sie Herzklopfen? Waren Sie kurzatmig? Ja Nein
49. Wann hatten Sie zum ersten Mal eine solche Angst? _____
50. Wann hatten Sie zum letzten Mal eine solche Angst? _____

▶ Haben Sie die Fragen 41, 44–46 oder 47 und 48 mit Ja beantwortet? Dann haben Sie möglicherweise eine **Spezifische Phobie!**

Liebe Leserin, lieber Leser!

Dies ist das Ende unseres kleinen Selbstdiagnose-Fragebogens! Wir hoffen, daß er Ihnen eine kleine erste Hilfe dazu war, Klarheit über Ihre Beschwerden zu bekommen. Wir möchten Sie allerdings nochmals daran erinnern, daß eine genaue Diagnostik ein persönliches Gespräch mit Ihrem Arzt bzw. einem Nervenarzt, einem Psychologen oder einem Psychotherapeuten erfordert.

Angststörungen können gut und erfolgreich behandelt werden – durch Sie selbst und eine entsprechende ärztliche und psychologische Behandlung!

Merkblatt »Bewältigung der Angst«

1. Angstgefühle und dabei auftretende körperliche Symptome sind verstärkte **normale** Streßreaktionen

2. Angstreaktionen sind **nicht** schädlich für die Gesundheit

3. Bleiben Sie in der Realität, beobachten und beschreiben Sie sich selbst (innerlich, laut oder durch Aufschreiben), was um Sie herum **wirklich** geschieht

4. Verstärken Sie Angstreaktionen nicht durch übertriebene, eigentlich unrealistische Phantasie- und Katastrophenvorstellungen

5. Nehmen Sie sich die Zeit und bleiben Sie unbedingt in der Situation, bis die Angstreaktion wieder abklingt

6. Beobachten Sie bewußt, wie die Angst von alleine wieder abnimmt

7. Vermeiden Sie keine Angstsituationen!

8. Setzen Sie sich allen Situationen aus – gegebenenfalls nach Schwierigkeit gestuft –, die Ihnen Angst machen

9. Seien Sie stolz auf kleine Erfolge, auch die ganz kleinen!

10. Nehmen Sie sich in Angstsituationen Zeit

Merkblatt »Verhaltenstherapie«

Was ist eine Verhaltenstherapie?
Verhaltenstherapie ist eine Form der Psychotherapie, die als die wirksamste bei Angststörungen angesehen wird. Die verhaltenstherapeutische Behandlung wird von speziell ausgebildeten Psychologen und Ärzten durchgeführt und von den Krankenkassen über einen Krankenschein abgerechnet.

Wie läuft eine Verhaltenstherapie ab?
Die verhaltenstherapeutische Behandlung beginnt mit Gesprächen, in denen für den einzelnen Patienten geklärt wird, was seine Angststörung ausgelöst hat und weiterbestehen läßt. Je nach individuellem Therapieziel können dann unterschiedliche verhaltenstherapeutische Verfahren zum Einsatz kommen, denen jedoch eines gemeinsam ist: Die Angststörung soll durch praktische und gedankliche Übungen und Strategien bewältigt werden.

Welche verhaltenstherapeutischen Behandlungsweisen gibt es?
Expositionsverfahren: Beim Expositionsverfahren wird der Patient, unter Anwendung von bestimmten Regeln, mit den Situationen konfrontiert, die die Angst auslösen. Dabei kann der Patient erfahren, wie er selbst die Angst bewältigt, daß ihm dabei nichts passiert, daß die Ängste auch wieder abklingen und daß er selbst die Situation, seine Gedanken und Gefühle aktiv beeinflussen kann.

Systematische Desensibilisierung: Hier handelt es sich um ein abgestuftes Entspannungsverfahren, bei dem der Patient lernen soll, auf kritische Situationen nicht mit Angst, sondern mit Entspannung zu reagieren. Dabei werden zunächst leichtere, dann schwerere Angstsituationen, anfangs oft nur in der Vorstellung, aufgesucht.

Kognitive Verfahren: Diese Verfahren zielen darauf ab, mit Hilfe gedanklicher Übungen den häufig auftretenden Angstgedanken und Selbstgesprächen des Patienten entgegenzuwirken und realistische Bewertungen der Angstsituation zu erlernen.

Welche dieser oder anderer Vorgehensweisen für Sie die geeignete ist, wird von Ihrem Therapeuten entschieden. Eine Liste der zugelassenen Verhaltenstherapeuten ist über die Kassenärztliche Vereinigung zu beziehen.

■ Merkblatt »Antidepressiva«

Trizyklische Antidepressiva werden zur Behandlung einer Depression, aber auch von Angststörungen, insbesondere der Panikstörung sowie schwergradiger Agoraphobie, eingesetzt.

Nützliche Wirkungen
Trizyklische Antidepressiva können die Symptome von Angst und Depression lindern. Da trizyklische Antidepressiva sedierend wirken, können sie abends eingenommen werden, um den Schlaf zu fördern. Sie machen nicht abhängig.

Richtlinien
In vielen Fällen muß die Medikation nur einmal täglich zur Schlafenszeit erfolgen. Erst nach mehrwöchiger Einnahme verspüren Sie eine Wirkung. Ändern Sie keinesfalls von sich aus die Dosis oder die Einnahmehäufigkeit. Setzen Sie die Medikation auch nicht ab, ohne Ihren Arzt zu informieren.

Vorsichtsmaßnahmen
- Trizyklische Antidepressiva können sedierend wirken. Sie werden sich möglicherweise benommen fühlen. Sie sollten daher wissen, wie Sie auf dieses Medikament reagieren, bevor Sie Auto fahren.
- Da diese Medikation die Wirkung von Alkohol oder anderen Medikamenten verstärkt, fragen Sie Ihren Arzt, bevor Sie Alkohol trinken oder andere Medikamente einnehmen.
- Falls Sie schwanger sind, beabsichtigen, schwanger zu werden, oder gegenwärtig stillen, sollten Sie dies Ihrem Arzt mitteilen.
- Falls Sie auf ein verschreibungspflichtiges oder nichtverschreibungspflichtiges Medikament allergisch sind, teilen Sie dies Ihrem Arzt mit.
- Falls Sie an Glaukom, Harnverhalten oder Herzproblemen leiden, teilen Sie dies Ihrem Arzt mit.

Mögliche Nebenwirkungen
Viele Patienten erleben in den ersten Wochen unangenehme Begleiterscheinungen (wie Benommenheit, Mundtrockenheit, Schwindel oder Verwirrtheit, Kopfschmerzen, Tremor oder Schweißausbrüche und Verstopfung). Sie verschwinden meist innerhalb der ersten Wochen. Teilen Sie diese Begleiterscheinungen unbedingt Ihrem Arzt mit. Er wird dann die Dosierung verändern oder ein anderes Präparat wählen.

■ Merkblatt »Benzodiazepine«

Benzodiazepine sind sichere und wirksame Medikamente, wenn sie nach den Anweisungen des Arztes eingenommen werden.

Nützliche Wirkungen

Die Benzodiazepine können bei vielen Patienten die Angst schnell deutlich lindern. Sie werden sich wahrscheinlich bereits nach wenigen Tagen wohler fühlen. Sie müssen genau die Anweisungen Ihres Arztes zu Dosis und Einnahmezeit beachten. **Benzodiazepine können abhängig machen.** Sie dürfen nicht mehr oder weniger als die verordnete Dosis einnehmen. Die Medikation darf auch nicht häufiger oder seltener als von Ihrem Arzt verordnet eingenommen werden. Falls Sie dieses Medikament regelmäßig eingenommen haben, setzen Sie es nicht ab, bevor Sie mit Ihrem Arzt gesprochen haben.

Vorsichtsmaßnahmen

- Falls Sie schwanger sind, beabsichtigen schwanger zu werden oder stillen, sollten Sie dies Ihrem Arzt mitteilen.
- Dieses Medikament kann die Wirkung von Alkohol oder anderen Medikamenten steigern und möglicherweise schwere Nebenwirkungen auslösen. Fragen Sie Ihren Arzt, bevor Sie Alkohol trinken oder andere Medikamente während dieser Therapie einnehmen.
- Sie sollten wissen, wie Sie auf diese Medikamente reagieren, bevor Sie mit dem Auto fahren oder beruflich gefährliche Tätigkeiten verrichten. Benzodiazepine können Benommenheit hervorrufen.
- Machen Sie Ihren Arzt auf etwaige Arzneimittelallergien aufmerksam. Teilen Sie ihm mit, wenn sie andere Arzneimittel einnehmen, egal ob verschreibungspflichtig oder nicht.

Mögliche Nebenwirkungen

Manche Patienten können unangenehme Begleiterscheinungen wie verschwommenes Sehen, Muskelschwäche, Schwanken, Schwindel, Benommenheit, Kopfschmerzen, Müdigkeit oder Schwäche während der Einnahme dieses Medikaments verspüren. Solche Wirkungen treten normalerweise zu Beginn der Behandlung auf. Sie sind nicht gefährlich, aber melden Sie diese Symptome trotzdem Ihrem Arzt.

Merkblatt »Betablocker«

Betablocker sind sichere und wirksame Medikamente, die häufig für die Behandlung von Bluthochdruck und Brustschmerzen eingesetzt werden. Sie werden aber auch kurzfristig bei bestimmten sozialen Phobien, insbesondere bei Lampenfieber und Prüfungsangst eingesetzt. Betablocker verringern Herzklopfen, Erröten und Schwitzen vor einem öffentlichen Auftritt. Da sich diese Symptome erst kurz vor einem solchen Ereignis einstellen, wird das Medikament erst etwa 30 min vorher eingenommen.

Vorsichtsmaßnahmen

- Falls Sie schwanger sind, beabsichtigen schwanger zu werden oder stillen, sollten Sie dies Ihrem Arzt mitteilen, bevor Sie dieses Medikament einnehmen.
- Teilen Sie Ihrem Arzt mit, daß Sie Medikamente zur Behandlung von Bluthochdruck, Asthma oder Herz- oder Lungenerkrankungen einnehmen.
- Teilen Sie Ihrem Arzt mit, wenn Sie auf ein verschreibungspflichtiges oder nicht verschreibungspflichtiges Medikament allergisch reagieren.
- Da Betablocker Schwindel, Benommenheit und Verwirrtheit hervorrufen oder Ihre Aufmerksamkeit herabsetzen können, sollten Sie Ihre Reaktion auf dieses Arzneimittel prüfen, bevor Sie Auto fahren oder eine Maschine in Betrieb nehmen.
- Falls Sie dieses Medikament regelmäßig eingenommen haben, setzen Sie es nicht plötzlich, sondern entsprechend der Anordnung Ihres Arztes ausschleichend ab.

Mögliche Nebenwirkungen

Da manche Menschen mit »Lampenfieber« dieses Medikament nur in geringen Dosen und kurzfristig einnehmen, stellen Nebenwirkungen in diesen Fällen kein besonderes Problem dar. Sollten Sie jedoch irgendwelche außergewöhnlichen oder lästigen Symptome wahrnehmen, verständigen Sie Ihren Arzt.

Hinweise auf hilfreiche Bücher

Nicolas Hoffmann:
Wenn Zwänge das Leben einengen – Zwangsgedanken und Zwangs-handlungen, Ursachen, Behandlungsmethoden und Möglichkeiten der Selbsthilfe.
Mannheim, PAL-Verlag, 1990. ISBN 3–923614–37–3

Isaac Marks:
Ängste verstehen und bewältigen. 2. Auflage.
Herausgegeben von Patrizia Winter.
Berlin, Springer, 1993. ISBN 3–540–56498–5

A. Mathews, M. Gelder, D. Johnston:
Platzangst. Ein Übungsprogramm für Betroffene und Angehörige.
2. Auflage.
Deutsche Bearbeitung Iver Hand und Cornelia Fisser-Wilke.
Basel, Karger, 1994. ISBN 3–8055–5855–4

Dietmar Ohm:
Progressive Relaxation – Tiefenmuskelentspannung nach Jacobson.
Einführung und Übungen, Kombinationsmöglichkeiten mit dem autogenen Training.
Stuttgart, Trias-Verlag, 1992. ISBN 3–89373–191–1

Zygmunt Wlazlo:
Soziale Phobie. Eine Anleitung zur Durchführung einer Exposition in vivo.
Basel, Karger, 1995. ISBN 3–8055–5918–6

Hans-Ulrich Wittchen et al.
HEXAL-Ratgeber
Depression.
Basel, Karger, 1995. ISBN 3–8055–6214–4

Weitere HEXAL-Ratgeber zu den Themen Kopfschmerzen, Prämenstruelles Syndrom, Schlafstörungen, Schizophrenie/Psychosen, Alzheimer-Krankheit sind in Planung. Nähere Informationen erhalten Sie gerne vom Verlag.

Ein Wegweiser zur Behandlung und einige Adressen

Ihre erste Anlaufstelle sollte auf jeden Fall Ihr Hausarzt sein, der Sie möglicherweise zuerst zu einer genaueren diagnostischen Abklärung an einen Nervenarzt oder direkt an einen Diplompsychologen oder Psychotherapeuten verweist.

Hausärzte haben in ihrer Alltagspraxis selten genügend Zeit und Raum, um eine umfassende Angstbehandlung durchzuführen. Auch sind vielen Ärzten keine qualifizierten Psychologen und Psychotherapeuten bekannt, um Ihnen gleich z.b. eine erfolgversprechende Verhaltenstherapie vermitteln zu können.

In diesem Fall müssen Sie in Absprache mit Ihrem Hausarzt vielleicht selbst tätig werden und sich über Behandlungsmöglichkeiten selbst weiter informieren. Wie können Sie dabei vorgehen?

Sollten Probleme auftreten, können Sie sich an Ihre Krankenkasse wenden. Alle Krankenkassen führen Listen qualifizierter Diplompsychologen und Psychotherapeuten, die für Verhaltenstherapie und andere Psychotherapieverfahren zugelassen sind. Nur bei diesen zugelassenen Therapeuten übernimmt Ihre Krankenkasse die Behandlungskosten. Allerdings haben einige Krankenkassen auch Sonderregelungen, z.B. die Techniker-Krankenkasse oder die AOK. Sonderregelungen kommen vor allem dann zum Tragen, wenn in Ihrer direkten Umgebung nur wenige qualifizierte Therapeuten verfügbar sind oder extrem lange Wartezeiten bis zu einer Therapie bestehen.

Ihr Therapeut wird vor der Aufnahme der Therapie in der Regel ein vertrauliches Gutachten erstellen, aus dem die ungefähre Behandlungsdauer und der Therapieplan hervorgeht. Das heißt, daß Sie in der Regel zunächst einige diagnostische Sitzungen bei Ihren Therapeuten haben. Dann ergibt sich in der Regel eine Wartezeit, bis das Gutachten beurteilt ist und die Kostenübernahmeerklärung vorliegt.

Sollte Ihre Krankenkasse keine befriedigende Auskunft geben können, dann wenden Sie sich in Ausnahmefällen auch an den:

- Berufsverband Deutscher Psychologen e.V. (BDP)
  Heilsbachstraße 22
  D–53123 Bonn
  Tel. (02 28) 64 10 54

  oder an die:

- Kassenärztliche Bundesvereinigung
  Herbert-Lewin-Straße 3
  D–50931 Köln
  Tel. (02 21) 4 00 50

Eine weitere Möglichkeit, Auskünfte über Therapiemöglichkeiten bei Angststörungen zu erhalten, ist die Christoph-Dornier-Stiftung mit folgenden Adressen:

- Christoph-Dornier-Stiftung für Klinische Psychologie
  Ernst-Giller-Straße 20
  D–35039 Marburg
  Tel. (0 64 21) 28 57 40

- Christoph-Dornier-Centrum für Klinische Psychologie
  Tibusstraße 7–11
  D–48143 Münster
  Tel. (02 51) 4 81 04 00

Privatbehandlung

Sollten Sie aus persönlichen Gründen eine private Behandlung psychologischer Art (Verhaltenstherapie) wünschen, deren Kosten Sie selbst übernehmen müssen, können Sie sich auch direkt an einzelne Therapeuten wenden. Achten Sie allerdings darauf, daß es sich um einen beruflich qualifizierten Psychologen handelt, der den Titel Dipl.-Psych. führt und entsprechende Zusatzqualifikationen angibt. Dies erkennen Sie an Bezeichnungen wie Klinischer Psychologe, BDP, oder am Zusatz Verhaltenstherapie.

Selbsthilfegruppen

Über Selbsthilfegruppen in Ihrer Region können Sie sich bei folgenden Adressen informieren:

- Kontakt- und Informationsstelle für Selbsthilfegruppen (KISS)
  Fuhlsbütteler Straße 401
  D–22309 Hamburg
  Tel. (040) 6 31 11 10

- Deutsche Angstselbsthilfe
  Bayerstraße 77a (Rückgebäude)
  D–80335 München
  Tel. (089) 543 80 80

Diese Stellen können Ihnen nicht nur angstspezifische Selbsthilfegruppen, sondern auch Hilfen bei anderen psychischen Problemen vermitteln. Erfahrungsgemäß ist die Arbeitsweise und die Qualität der verschiedenen Selbsthilfegruppen sehr unterschiedlich. Bitte beachten Sie, daß uns auch nicht bekannt ist, in welchem Umfang die neuen Prinzipien der Angstbehandlung bei diesen Selbsthilfegruppen vermittelt werden.

Autoren

PD Dr. med. habil. Dr. phil.
Monika Bullinger-Naber
Institut für Medizinische Psychologie
Universität München
Goethestraße 31
D–80336 München

Dr.
Monika Dorfmüller
Leitende Klinische Psychologin
Städtisches Krankenhaus
München-Bogenhausen
Akademisches Lehrkrankenhaus
Englschalkingerstraße 77
D–81925 München

Prof. Dr. med.
Iver Hand
Psychiatrische und Nervenklinik
Universitätskrankenhaus Eppendorf
Martinistraße 52
D–20251 Hamburg

Prof. Dr. med.
Siegfried Kasper
Universitätsklinik für Psychiatrie
Währinger Gürtel 18–20
A–1090 Wien

Univ.-Prof. Dr. med.
Heinz Katschnig
Universitätsklinik für Psychiatrie
Währinger Gürtel 18–20
A–1090 Wien

PD Dr. med. Dipl.-Psych.
Michael Linden
Psychiatrische Klinik und Poliklinik
Freie Universität Berlin
Eschenallee 2
D–14050 Berlin

Prof. Dr. rer. soc. Dipl.-Psych.
Jürgen Margraf
Abteilung Klinische Psychologie
Technische Universität Dresden
Mommsenstraße 13
D–01069 Dresden

Prof. Dr. med.
Hans-Jürgen Möller
Direktor der Psychiatrischen
Klinik und Poliklinik der
Ludwig-Maximilians-Universität
München
Nußbaumstraße 7
D–80336 München

Prof. Dr. med.
Dieter Naber
Psychiatrische Klinik und Poliklinik
Universität München
Nußbaumstraße 7
D–80336 München

Prof. Dr. med.
Walter Pöldinger
Joseph-Leb-Gasse 30
A–2344 Maria Enzersdorf

Dr. phil.
Adrianus van de Roemer
Medical Sciences Liaison
Upjohn GmbH
Humboldtstraße 10
D–64646 Heppenheim

Prof. Dr. phil. Dipl.-Psych.
Hans-Ulrich Wittchen
Klinische Psychologie
Max-Planck-Institut für Psychiatrie,
Klinisches Institut
Kraepelinstraße 2
D–80804 München